Annette Kerckhoff, Michael Elies
Tee zum Heilen und Genießen

Naturheilkunde für Zuhause

Tee

zum Heilen und Genießen

Annette Kerckhoff, Michael Elies

Mit einer „Tee-Apotheke“
und zahlreichen Arzneiteemischungen

KVC | VERLAG

KVC Verlag
NATUR UND MEDIZIN e. V.
Am Deimelsberg 36, 45276 Essen
Tel.: (0201) 56305 70, Fax: (0201) 56305 60
www.kvc-verlag.de

Kerckhoff, Annette; Elies, Michael
Tee zum Heilen und Genießen

Wichtiger Hinweis: Für Angaben über Dosierungsanweisungen und Applikationsformen kann vom Verlag keine Gewähr übernommen werden. Jede Dosierung oder Applikation erfolgt auf eigene Gefahr des Benutzers. Geschützte Warennamen (Warenzeichen) werden nicht besonders kenntlich gemacht.

ISBN 978-3-945150-40-5

Gestaltung: eye-d Designbüro, Essen
Druck: Union Betriebs-GmbH, Rheinbach
Bildnachweise: Sabine Bungert (Titelbild), © karandaev - Fotolia.com (S. 4), Paulus Ponziak (Kapitel „Tee-Apotheke“), © Sebastian Duda - Fotolia.com (S. 20), © daffodilred - Fotolia.com (S. 32), © Heike Rau - Fotolia.com (S. 54), © Schliemer - Fotolia.com (S. 58), © Sonja Birkelbach - Fotolia.com (S. 90), © cook_inspire - Fotolia.com (S. 154, 164)

klimaneutral
natureOffice.com | DE-574-098004
gedruckt

Inhalt

Einleitung

Tee ist „in"! In jedem guten Café und in vielen Restaurants gibt es mittlerweile zahlreiche Tees im Angebot. Hier findet man grünen oder weißen Tee als Alternative zu schwarzem Tee. In indischen Restaurants wird Yogitee angeboten, beim Thailänder gibt es Ingwertee oder Jasmintee.

Diese neue Modewelle ist ein erfreulicher Trend, stellen Tees doch eine angenehme, kalorienfreie und gesunde Alternative zum übermäßigen Konsum von Kaffee, gesüßten Fruchtsäften oder Softdrinks dar. Auch wenn die vielen Teemischungen, die mit malerischen Namen angeboten werden – „Grüne Harmonie", „Frauenenergie", „Entspannung" etc. – sicher nicht das halten, was auf der Packung steht, so ist doch das Interesse an Tees, die zum Genießen verkauft werden, grundsätzlich zu begrüßen.

Tees können jedoch noch mehr, als nur eine Ruhepause verschaffen und für Genuss sorgen. Sie stellen eine der klassischen Arzneiformen von Heilpflanzen dar. Schon immer war der Kräutertee eine der ersten Maßnahmen bei vielen Krankheiten, z. B. bei Husten, Halsweh, Bauchschmerzen oder Blasenentzündung. Denn Tee vereint mehrere günstige Effekte: Zunächst bedeutet Teetrinken, dass man Flüssigkeit zuführt. Allein dies ist sinnvoll, wenn Beschwerden durch Befeuchtung und Durchspülung gelindert werden können. Generell bietet sich Tee an, um die täglich erforderliche Flüssigkeitsmenge aufzunehmen – ganz ohne Kalorien!

Tee führt außerdem Wärme zu. Wärme verbessert die Stoffwechsellage, wirkt durchblutungsfördernd, krampflösend und anregend. Dies ist immer dann gut, wenn die Krankheit mit Kälte einhergeht, z. B. einer Erkältung oder einer Blasenentzündung durch Unterkühlung. Auch Krankheitserreger sind wärmeempfindlich, so dass hier ebenfalls ein heißer Tee gute Dienste leisten kann. All diese Vorteile gelten für jeden Heilpflanzentee, unabhängig von der Wahl des Heilkrautes.

Tees sind preiswert, einfach zuzubereiten und vielfältig anzuwenden. Das Teetrinken ist immer mit einem Moment der Pause, einem kleinen Innehalten im Alltag verbunden, zudem mit der bewussten Fürsorge für sich selbst oder andere. Wer kennt nicht das wohltuende Gefühl, wenn die Mutter, die Freundin, die Tochter, der Ehemann einen frisch aufgebrühten Tee serviert.

Es gibt viele Argumente, Wasser aufzusetzen und die Kultur des Teetrinkens ebenso wie die Nutzung von Heilpflanzentees als Arzneimittel zu entdecken. Das einzige, was dagegen spricht, sind eine persönliche Abneigung gegen Tees, Unverträglichkeiten und mögliche allergische Reaktionen.

Dieser Ratgeber möchte Sie mit den wichtigsten Informationen zur Teezubereitung vertraut machen, die am häufigsten eingesetzten Teedrogen und eine Vielzahl von schmackhaften Genuss- und bewährten Arzneitees vorstellen und Ihnen zudem Vorschläge für eine häusliche Tee-Basisausstattung geben. Außerdem wollen wir Grundkenntnisse darin vermitteln, wie Teemischungen konzipiert sind und wie man sie selbst zusammenstellen kann.

Ganz bewusst spannt dieser Ratgeber den Bogen vom Arzneitee bis zum Genuss- oder Wohlfühltee. Er möchte Lust machen auf das Teetrinken in allen Lebenslagen, er möchte zeigen, welche unterschiedlichen Tees es gibt, einige Hintergrundinformationen liefern wie auch Rezepte und Anregungen für Teemischungen – für Sommer und Winter, für den Schreibtisch, den Abendbrottisch und das Krankenbett.

Entdecken Sie mit uns die Welt des Tees, testen Sie Tee, seien Sie mutig in der Kombination – und erleben Sie seine wohltuende Wirkung in guten wie in schlechten Tagen!

Die Pflanzenheilkunde, gerade die Kunst der Tee-Rezeptur, wäre nicht ohne Weitergabe von Kenntnissen und Rezepten in Wort und Schrift möglich. Ein Dank geht daher an dieser Stelle an die großen Kenner der Pflanzenheilkunde und Wegbereiter der Tee-Therapie, von denen hier Rudolf Fritz Weiß, Max Wichtl, Heinz Schilcher, Ursel Bühring, Annegret Sonn, Josef Karl, Mannfried Pahlow sowie die Laienheilerinnen Katharina Vanselow-Leisen und Maria Treben genannt werden sollen. Ein besonderer Dank geht an das Institut für Phytotherapie in Berlin, das auf die Rezeptur von individuellen Teemischungen spezialisiert ist und in dem die Autorin eine dreijährige Ausbildung absolvieren durfte, vor allem an ihren wichtigsten Lehrer dort, Klaus Krämer, in dessen Heilpraktiker-Praxis sie auch hospitieren durfte. Der Waldmeister-Apotheke in Ilmenau danken wir für die Empfehlung von Eibischwurzeltee bei Sodbrennen und die Rezeptur des Wechseljahrestees.

Annette Kerckhoff und Michael Elies

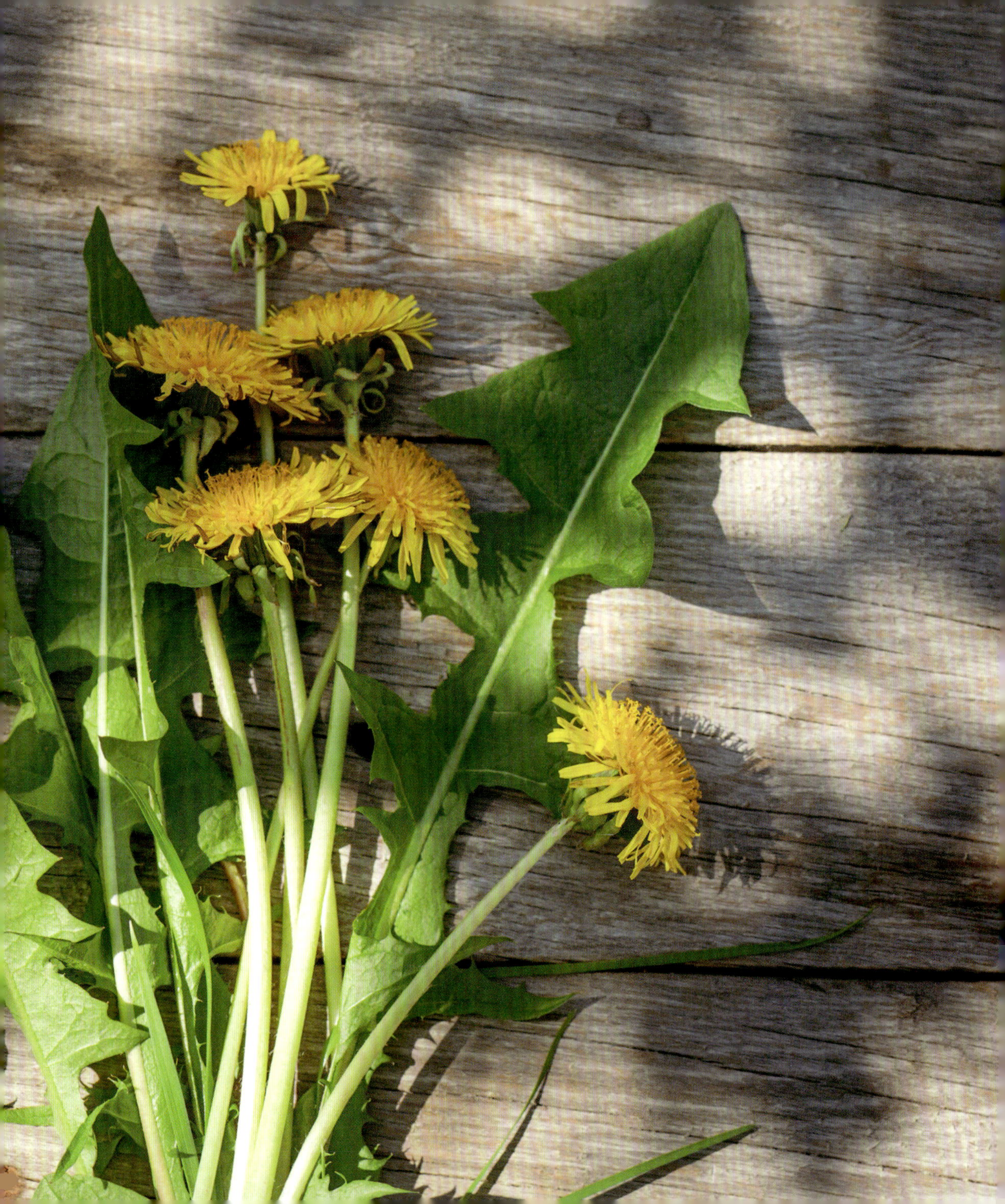

Basiswissen Arzneipflanzen

Arzneipflanzen gehören zu den ältesten Heilmitteln überhaupt. Seit jeher werden Heilpflanzen frisch oder getrocknet mit Wasser übergossen, um ihre Wirkstoffe auszuziehen. Und so ist der Tee auch eine Arzneiform, über die jahrhundertealte Erfahrungen vorliegen. Tees sind die ideale Anwendungsform für Heilpflanzen, deren Wirkstoffe sich prinzipiell in Wasser oder in Wasserdampf lösen.

Wie ein Tee schmeckt und welche Wirkung er hat, hängt von der verwendeten Heilpflanze – man spricht hier von der „Droge" –, dem Grad der Zerkleinerung, der Zubereitung und der Ziehzeit ab.

Verwendete Pflanzenteile

Für Tees werden verschiedene Pflanzenteile verwendet, zum Beispiel **Blüten** (lat. *flores*, z.B. Holunder- oder Lindenblüten), **Blätter** (lat. *foliae*, z.B. Pfefferminzblätter), **Wurzeln** (lat. *radix*, z.B. Eibisch-, Ingwerwurzel) oder **Rinden** (lat. *cortex*, z.B. Zimtrinde). Werden alle oberirdischen Teile verwendet, also Blüten, Blätter und Stängel, so spricht man vom **Kraut** (lat. *herba*, z.B. Löwenzahn). Häufig werden **Früchte** verwendet (lat. *fructus*, z.B. Kümmel, Anis, Fenchel) – gemeint sind damit die Samen.

Blüten und Blätter werden in der Regel mit heißem Wasser überbrüht. Härtere Teile wie Wurzeln oder Rinden brauchen etwas länger, bis sich die heilsamen Wirkstoffe lösen, deshalb werden sie häufig gekocht.

Für Früchte gelten besondere Regeln. Sie werden idealerweise vor der Anwendung gequetscht, damit die ätherischen Öle freigesetzt werden können. Das heißt: Lassen Sie Früchte, wenn Sie sie als Einzeltee oder als Bestandteil einer Teemischung in der Apotheke bestellen, „anstoßen" und bewahren Sie den Tee anschließend gut verschlossen auf. Oder stoßen Sie die Früchte vor der Einnahme im Mörser selbst leicht an.

Gerade weil die ätherischen Öle in den Früchten verborgen sind, bieten sich diese, gut gekaut, auch zur Einnahme als ganze Körner an. Dann ist die Ausbeute an ätherischen Ölen noch höher als in einem Tee. Vielleicht kennen Sie aus indischen Restaurants, dass nach Abschluss des Essens ein Schälchen gereicht wird, in dem sich Anis-, Kümmel- und Fenchelfrüchte befinden, von denen einige gekaut werden, um die Verdauung zu fördern und für einen angenehmen Atem nach dem Mahl zu sorgen.

Die wichtigsten Wirkstoffgruppen

Ätherische Öle

Die wichtigste Inhaltsstoffgruppe von Heilpflanzen für Tees sind ätherische Öle. Ätherische Öle werden von den fetten Ölen der Samen und Früchte abgegrenzt, also von Olivenöl, Sonnenblumenöl usw. Sie sind leicht flüchtig und für den charakteristischen Geruch vieler Pflanzen verantwortlich. Das heißt zunächst: Alle Gewürzpflanzen haben einen hohen Gehalt an ätherischen Ölen. Es heißt aber auch für die Teezubereitung: Ätherische Öle „verflüchtigen" sich – im wahrsten Sinne des Wortes – sehr schnell, da sie wasserdampflöslich sind.

Aus diesem Grund spielt bei ihnen die Lagerung eine besondere Rolle. Bei einem Teebeutel, der lange offen bzw. nur in einem kleinen Pappkarton liegt, ist die Gefahr groß, dass sich die wirksamen Substanzen bereits „in Luft aufgelöst" haben. Bevorzugen Sie also gerade bei Ätherisch-Öl-Drogen – so nennt man die Heilpflanzen, die besonders viele ätherische Öle enthalten – losen Tee oder einzeln abgepackte Teebeutel. Die in der Apotheke angebotenen Arzneitees werden einzeln verschweißt, was das Aroma besonders gut bewahrt, aber auch seinen Preis hat.

In der Pflanze sind ätherische Öle in Blüten, Blättern, Stängeln, Früchten Wurzeln und Rinden enthalten. Sie stellen einen Schutz für die Pflanze selbst dar, dienen der Abwehr von Fraßfeinden und befinden sich, um die Pflanze selbst nicht anzugreifen, in separaten Strukturen (z.B. in speziellen Haaren, Schuppen, Kanälen).

Ätherische Öle sind fettlöslich. Dies ermöglicht eine Passage durch Haut, Schleimhäute und Zellmembranen, wodurch sie sich im gesamten Organismus ausbreiten können. Und so verwundert es nicht, dass diese Stoffgruppe wie keine andere bevorzugt für äußerliche Anwendungen eingesetzt wird – beispielsweise für die Dampfinhalation, als Vollbad oder Fußbad. Außerdem wirken ätherische Öle über die Nase auf das Gehirn.

Da ätherische Öle chemisch unterschiedliche Stoffgemische darstellen, haben sie auch sehr verschiedene Wirkungen. Als gemeinsamer Nenner der unzähligen ätherischen Öle lässt sich eine desinfizierende, entzündungs- und keimmindernde, aber auch (in hoher Dosierung) haut- und schleimhautreizende Wirkung nennen. Deshalb kann die Anwendung von konzentrierten ätherischen Ölen in Arzneimitteln zu Magenbeschwerden führen.

Reine ätherische Öle findet man in der Aromatherapie. Im Tee ist eine solche Überdosierung unwahrscheinlich. Der Anteil der ätherischen Öle ist weitaus geringer, außerdem finden sich in der Heilpflanze immer auch noch andere Inhaltsstoffe.

Inhaltsstoff: Ätherische Öle
Beispiele für Teedrogen: Anis, Fenchel, Kamille, Lavendel, Melisse, Pfefferminze, Salbei, Thymian
Anwendungsgebiete als Tee: Verdauungsbeschwerden, Schlafstörungen, Entzündungen, Krämpfe, Atemwegserkrankungen
Spezielle Hinweis für die Zubereitung: Gerade Samen müssen vor der Teezubereitung angestoßen werden, um die ätherischen Öle freizusetzen. Auch sollten Sie alle Tees, die ätherische Öle enthalten, während der Ziehzeit zudecken und anschließend das Kondenswasser vom Deckel abtropfen lassen.

Schleimstoffe

Im Gegensatz zu den ätherischen Ölen, die die Haut passieren können, bleiben zwei andere Wirkstoffgruppen an der Oberfläche: Schleimstoffe und Gerbstoffe. Schleimstoffe – wie Sie sie vom Leinsamen kennen – wirken örtlich als Haut- und Schleimhautschutz, indem sie einen Schleimfilm über die gereizte Oberfläche legen. Deshalb werden Schleimstoffe immer gerne bei Reizungen eingesetzt, ob im Atem- oder im Verdauungstrakt.

In der Pflanze dienen Schleime dazu, Wasser zu binden und für ein feuchtes Milieu zu sorgen, das insbesondere für die keimenden Samen erforderlich ist. Deswegen sind Schleime vielfach in den Schalen von Samen zu finden, z.B. in Leinsamen, Flohsamen, Chiasamen. Schleimstoffe sind wasserlöslich, sie quellen im Kontakt mit Wasser auf, bilden viskose Lösungen oder Gele und können auch gelöste Substanzen binden. Dadurch wirken sie entgiftend. Werden Schleimstoffe eingenommen, so quellen sie im Darm, vergrößern damit das Stuhlvolumen, regen die Darmperistaltik an, z.B. Leinsamen oder Flohsamen, die noch weit stärker quellen als Leinsamen. Damit Lein- und Flohsamen erst im Darm quellen, wenn man sie als Verdauungshilfe einsetzen möchte, sollten sie vor dem Verzehr nicht zu lange eingeweicht, sondern mit viel Wasser getrunken werden.

Anders sieht es aus, wenn man ganz bewusst beabsichtigt, dass die Schleime in Kontakt mit der Schleimhaut im Mund, Rachen, Speiseröhre und Magen kommen, weil hier eine Entzündung oder Reizung vorliegt. Dann werden Zubereitungen mit Schleimen – zum Beispiel Eibisch- oder Malventee – langsam getrunken, mit etwas Honig, der für eine Zunahme der Viskosität sorgt, gesüßt, so dass der Tee noch langsamer die Kehle hinunterrinnt und die gereizte Schleimhaut benetzt. Der im Tee enthaltene Schleim legt einen feinen Film über die in der Rachenschleimhaut befindlichen Hustenrezeptoren, die bei Luftzug oder Berührung den Hustenreiz auslösen („Reizhusten"). Er wirkt reizlindernd.

Inhaltsstoff: Schleimstoffe
Beispiele für Teedrogen: Eibischwurzel, Malvenblüten und Malvenwurzel, in geringerer Menge in Spitzwegerich und Lindenblüten
Anwendungsgebiete als Tee: Magen-Darm-Entzündungen, Sodbrennen, chronisch-entzündliche Darmerkrankungen, Reizhusten, Verstopfung, zur Entgiftung

Spezielle Hinweise für die Zubereitung: Traditionell werden Schleimdrogen in kaltem Wasser ausgezogen und danach leicht erwärmt. Aufgrund der Keimbelastung wird dies heute nicht mehr uneingeschränkt befürwortet. Vor allem, wenn Schleimdrogen – und das ist häufig der Fall – Bestandteil einer Teemischung sind, sollte diese Mischung mit heißem Wasser überbrüht werden. Bei einem Kaltauszug (z. B. beim Eibischtee) sollte darauf geachtet werden, dass der Tee innerhalb von zwei Stunden getrunken wird.

Gerbstoffe

Gerbstoffe sind in der Pflanze vor allem in Rinden und Wurzeln zu finden. Hier helfen sie dabei, die Pflanze gegen Fäulnis oder Schädlinge zu schützen. Gleichzeitig tragen sie dazu bei, dass keine Flüssigkeit von der Pflanze an Boden oder Luft abgegeben wird. Dieser Schutz der äußeren „Hülle" ist auch beim Menschen ein wichtiges Anwendungsgebiet: Gerbstoffe wirken auf die Oberfläche der Haut oder Schleimhaut, mit der sie in Berührung kommen. Gerbstoffe verbinden sich mit Eiweißen der Oberfläche, sie „dichten ab", vernetzen Eiweißketten miteinander und wirken deshalb auf Haut- und Schleimhautoberflächen zusammenziehend (adstringierend), dadurch auch entzündungshemmend, blutstillend, reizmildernd und schwach antibakteriell sowie hemmend auf starke Schleimhautsekretion. Sie wirken leicht betäubend, schmerzlindernd und juckreizlindernd.

Inhaltsstoff: Gerbstoffe
Beispiele für Teedrogen: In höheren Mengen: Eichenrinde, Blutwurz, Gänsefingerkraut; in kleineren Mengen: schwarzer oder grüner Tee, getrocknete Heidelbeerfrüchte, Melisse, Pfefferminze, Rosmarin, Salbei, Zistrose, Walnussblätter
Anwendungsgebiete als Tee: Immer wenn es etwas „abzudichten" gibt, also wenn zu viel Flüssigkeit abgegeben wird; äußerlich z. B. als Bad, Auflage, Waschung, zum Pinseln oder Gurgeln bei feuchten Hauterkrankungen, z. B. bei nässenden Analfissuren (Einrissen der Haut und Schleimhaut am Anus), nässenden Wunden oder Ekzemen; innerlich vor allem bei Durchfallerkrankungen (volksmedizinisch lange gezogener schwarzer Tee).

Spezielle Hinweise für die Zubereitung: Gerbstoffe oxidieren mit Sauerstoff. Man kann dies daran erkennen, dass sich auf einer Tasse schwarzem Tee mit der Zeit ein spiegelartiger Film bildet. Gerbstoffhaltige Tees sollten daher möglichst frisch zubereitet werden.
Magenempfindliche Menschen reagieren auf Gerbstoffe im Tee. Eine Möglichkeit, dies auszugleichen, ist laut Ursel Bühring die Zugabe von einer Schleimdroge, z.B. Malvenblüten (Bühring 2009: 100).

Bitterstoffe

Bitterstoffe in Heilpflanzen erklären sich selbst: Sie schmecken bitter und regen, wenn sie die Geschmacksknospen auf der Zunge berühren, die Verdauungstätigkeit an, indem sie die Produktion von Verdauungssäften ankurbeln, insbesondere von Speichel, Magensaft und Galle. Heute werden Bittermittel vor allem bei Verdauungsstörungen und Appetitlosigkeit eingesetzt. Da früher die Heilkunde weit mehr als heute von der Überzeugung geprägt war, dass eine gute Verdauungstätigkeit Grundlage der Gesundheit ist, wurden bittere Pflanzen häufiger und bei viel mehr Erkrankungen in der Therapie eingesetzt, z.B. um als so genannte Amara über eine Anregung der Verdauungstätigkeit den Gesamtorganismus zu stärken.

Inhaltsstoff: Bitterstoffe
Beispiele für Teedrogen:
Reine Bitterpflanzen *(Amara amara)*: Wermut, Enzian, Tausendgüldenkraut. Wer schon einmal Wermuttee getrunken hat, weiß, was „bitter" bedeutet. Der Wermut hat schon nach Sekunden Ziehzeit einen extrem bitteren Geschmack, der einem den Mund zusammenzieht und innerlich „aufweckt". Traditionell wurde Wermuttee daher nicht nur bei Verdauungsbeschwerden, sondern auch bei nervösen Störungen, von „Hysterie" bis zu nervös bedingten Kopfschmerzen, eingesetzt. Heute werden reine Bittermittel vor allem als Bestandteil von Teemischungen verwendet.
Aromatische Bitterpflanzen *(Amara aromatica)*: Löwenzahn, Schafgarbe, Artischocke, Engelwurz; sie enthalten Bitterstoffe und ätherische Öle. Letztere nehmen der Pflanze den rein bitteren Geschmack und geben dafür einen

aromatischen Eigengeschmack. Viele Pflanzen, die für Tees verwendet werden, gehören zu ihnen.

Bitterpflanzen mit Scharfstoffen *(Amara acria)*: Ingwer, Galgant, Gelbwurz

Bitterpflanzen mit Schleimen *(Amara mucilaginosa)*: Isländisch Moos; es wird typischerweise nicht im Tee eingesetzt, sondern als Pastille. Die Anwendung als Tee ist aber durchaus möglich.

Anwendungsgebiete als Tee: Appetitlosigkeit, Verdauungsbeschwerden, Übelkeit, Mangel an Verdauungssäften, Aufbau der Darmflora, Verstopfung, Störungen von Leber und Galle, Erschöpfung, Kältegefühl, Blutbildung (bessere Vitamin B12-Aufnahme, dadurch auch bessere Reifung der roten Blutkörperchen)

Spezielle Hinweise für die Zubereitung: Trinkt man einen Heilpflanzentee mit bitteren Pflanzen, dann sollte dieser Tee nicht gesüßt werden – sonst verliert er an Wirkung. Bittertees zur Anregung der Verdauungssäfte werden ca. 30 Minuten vor der Mahlzeit getrunken.

Seifenstoffe

Feldsalat schäumt, wenn man ihn wäscht, und Rosskastanien wurden früher als Seife verwendet. Beide Pflanzen enthalten Seifenstoffe (Saponine) – eine besonders interessante Wirkstoffgruppe. Sie haben die Eigenschaft, haltbare Schäume zu bilden. Das können sie, weil sie die Oberflächenspannung der Schleimhaut herabsetzen. (Wenn man Seife schluckt, wird die Oberflächenspannung der Schleimhaut derartig reduziert, dass diese sich auflöst – deshalb ist Seife so giftig.) Der Einfluss auf die Oberflächenspannung hat bei seifenstoffhaltigen Drogen verschiedene Wirkungen: Seifenstoffe wirken harn- und schweißtreibend, ödemhemmend und venenstärkend, keimwidrig und wachstumshemmend auf Mikroorganismen, v.a. auf Pilze. Da sie die Oberflächenspannung von Schleimen und Sekreten heruntersetzen, wirken sie schleimverflüssigend und auswurffördernd. Da Seifenstoffe auch die Oberflächenspannung der Schleimhäute des Verdauungstraktes herabsetzen, führt ihre Verwendung in Teemischungen dazu, dass andere Wirkstoffe besser aufgenommen werden.

Insbesondere wenn Verletzungen oder Entzündungen der Verdauungsorgane vorliegen, können zu viele Saponine in die Blutbahn gelangen. Man sollte dann auf die Einnahme von Seifenstoffdrogen verzichten.

Inhaltsstoff: Saponine (Seifenstoffe)
Beispiele für Teedrogen: Bei Husten: Efeu, Primelwurzel, Süßholz; andere Teedrogen mit Seifenstoffen: Birkenblätter, Gänseblümchen, Königskerze, Queckenwurzel, Stiefmütterchen, wohlriechendes Veilchen
Anwendungsgebiete als Tee: Erkältungen, Bronchitis, Blasen-Nieren-Erkrankungen, rheumatische Erkrankungen, zur besseren Aufnahme anderer Inhaltsstoffe
Spezielle Hinweise für die Zubereitung: Seifenstoffdrogen werden selten allein als Tee getrunken und sind – im Übermaß genossen – sogar gefährlich. Sie sind jedoch ein sehr guter Bestandteil von Teemischungen, z. B. von Hustentees. Süßholzwurzel ist eine Saponindroge, die insbesondere für Diabetiker interessant ist, da sich damit der Tee süßen lässt (maximal 5 % der Teemischung).

Farbstoffe

In Heilpflanzentees gelten viele Drogen mit Farbstoffen bislang vor allem als Schönungsmittel (s. Kapitel „Wissenschaftlich geprüfte Anwendungsgebiete"). Mittlerweile ist die Bedeutung von Farbstoffen jedoch sehr viel besser erforscht, und man kennt ihre gesundheitsfördernde Wirkung genauer.

Farbstoffe sind wichtige Bestandteile der Pflanzen, z. B. das grüne Chlorophyll in der Brennnessel, die dunkelroten Anthocyane in Holunderbeeren, die gelb-orangen Carotinoide in Möhren oder die gelb-hellgrünen Flavonoide in den Blüten der Kamille, in den Lindenblüten oder der Goldrute. Sie haben vielfältige günstige Wirkungen auf den Organismus. Im Zusammenhang mit Heilpflanzentees sind vor allem zwei Farbstoffgruppen interessant: Die Flavonoide und die Anthocyane.

Flavonoide sind – sehr vereinfacht gesagt – meist gelb gefärbte, wasserlösliche Pflanzenfarbstoffe – daher auch ihr Name: *Flavus* bedeutet auf Lateinisch gelb. Flavonoide dienen im Pflanzenreich u. a. als UV-Schutz der oberirdischen Pflanzenteile. Bei der Laubfärbung im Herbst, wenn das Chlorophyll abgebaut wird, werden sie sichtbar. Im menschlichen Körper haben Flavonoide breitgefächerte Wirkungen, z. B. auf das Kapillarsystem, die allerfeinsten Blutgefäße: Sie verbessern die Permeabilität, die Durchlässigkeit der Gefäßwände, wirken gefäßabdichtend, entzündungshemmend, antioxdiativ, zellschützend, schweiß- und harntreibend. Es wundert nicht, dass viele Pflanzen, die bei Gefäßerkrankungen eingesetzt werden, Flavonoide enthalten, z. B. Weißdorn und Ginkgo zur Verbesserung der arteriellen Versorgung.

Inhaltsstoff: Flavonoide
Beispiele für Teedrogen: Kamillenblüten, Lindenblüten, Mädesüß, Ringelblumenblüten, Birkenblätter, Schachtelhalm, Süßholz, Johanniskraut, Goldrutenkraut, Weißdorn, grüner und schwarzer Tee
Anwendungsgebiete als Tee: Herz-Kreislauferkrankungen, Venenerkrankungen, Durchspülungstherapie, Fieber, Erkältungen, Alterskrankheiten
Spezielle Hinweise für die Zubereitung: Trinkt man flavonoidhaltige Tees mit Milch, so verlieren die Flavonoide ihre heilkräftige Wirkung. Dies gilt z. B. auch für schwarzen oder grünen Tee.

Anthocyane sind dunkelblau-rote Farbstoffe (griech. *kyanos* = blau). Sie kommen im Pflanzenreich vor, wenn Blüten, Blätter oder Früchte rot, violett, blau oder blauschwarz gefärbt sind, z. B. in blauen Trauben, schwarzen Johannisbeeren, Heidelbeeren, Brombeeren, Erdbeeren, Himbeeren, Auberginen, Radicchiosalat etc. Sie wirken als Zellschutz, tragen dazu bei, Krebs vorzubeugen, wirken schmerzlindernd und entzündungshemmend. Anthocyane gelten als wichtige Radikalfänger.

Aus traditioneller Sicht wurden derartige Pflanzen zur Blutbildung eingesetzt – rot zu rot! Rotwein, Traubensaft, Holunderbeeren etc. galten traditionell als kräftigend und blutbildend. Wissen sollte man hier, dass das Blut in der traditionellen europäischen Medizin eine weitaus größere Rolle als heute spielte, als Lebenssaft angesehen wurde, als Grundlage für alle anderen Körpervorgänge.

Inhaltsstoff: Anthocyane
Beispiele für Teedrogen: Heidelbeeren, Holunderbeeren, schwarze Johannisbeeren, Preiselbeeren, Cranberries, Hagebutten, Rosenblätter, Malvenblätter, Veilchenblätter, Weinlaub
Anwendungsgebiete als Tee: zur Stärkung, Infektabwehr, bei Fieber, bei Blasenentzündungen, bei Atemwegsinfekten
Spezielle Hinweise zur Zubereitung: Gerade bei anthocyanhaltigen Früchten ist denkbar, neben der Arzneidroge für den Tee einen möglichst ungesüßten Saft mit einzusetzen, als Tee-Saft-Mischung, z. B. bei Erkältungen mit erwärmtem Holunderbeersaft, Kirschsaft, schwarzem Johannisbeersaft etc.

Alkaloide

Zum guten Schluss sei auf die Wirkstoffgruppe der Alkaloide eingegangen. Sie werden üblicherweise nicht in Tees eingesetzt. Der Vollständigkeit halber wollen wir sie hier aber erwähnen.

Der Nestor der Pflanzenheilkunde, Fritz Rudolf Weiß, hat zwischen forte-Phytotherapeutika und mite-Phytotherapeutika unterschieden. Die starken forte-Phytotherapeutika sind häufig durch den Inhalt von Pflanzen mit den stark wirksamen Alkaloiden geprägt, bei denen es erforderlich ist, das Mittel auf das jeweilige Alkaloid zu standardisieren, um Überdosierungen und gefährliche Vergiftungen zu vermeiden. Viele Alkaloide haben eine starke Wirkung auf das Zentralnervensystem, z. B. die Alkaloide aus Tollkirsche, Bittersüß, Stechapfel, Schlafmohn. Es sind die klassischen „Rauschdrogen“. Auch der wesentliche Wirkstoff des Schöllkrauts, das Chelidonin, ist ein Alkaloid. In der Medizin werden Alkaloide z. B. als Schmerzmittel oder Beruhigungsmittel eingesetzt. Im Alltag nutzen viele Menschen die stimulierende Wirkung von Koffein. Auch Nikotin ist ein Alkaloid, das in geringer Dosierung anregend wirkt und z. B. die Adrenalinausschüttung steigert.

Inhaltsstoff: Alkaloide
Beispiele für Teedrogen: Alkoloide in „wässriger Lösung“: Kaffee, schwarzer und grüner Tee, Mate, Guarana, Cola

Anwendungsgebiete als Tee: Grüner und schwarzer Tee wie auch Kaffee werden gerne eingesetzt, um wach zu bleiben und das Nervensystem anzuregen.
Bitte beachten Sie, dass Schöllkraut, Erdrauch, Herzgespann, Besenginster, Bohne, Geißraute, Berberitze, Chinarinde und weißer Diptam als Teedroge nur von Experten eingesetzt werden dürfen!
Spezielle Hinweise für die Zubereitung: Beachten Sie die Ziehzeit: Zieht ein schwarzer Tee nur kurz, ist der Gehalt an Coffein deutlich höher, als wenn man ihn lange ziehen lässt. Auch beim grünen Tee ist der erste Aufguss am coffeinreichsten. Schwarzer und grüner Tee lassen sich sehr gut mit anderen Teesorten und Gewürzen zu schmackhaften Getränken mischen.

Wirkstoffgemische

Herrscht bei einer Pflanze eine der beschriebenen Wirkstoffgruppen vor, dann spricht man etwa von Ätherisch-Öl-Drogen (Rosmarin, Thymian), Seifenstoffdrogen (Primelwurzel, Efeu), Bitterstoffdrogen (Wermut, Löwenzahn), Schleimdrogen (Eibisch, Malve, Leinsamen, Flohsamen) usw.

In den meisten Fällen jedoch enthält eine Heilpflanze mehrere Wirkstoffe. Manchmal sind dies vor allem zwei Wirkstoffgruppen, die dann das ganz besondere Wirkungsprofil der Pflanze ausmachen. So enthält Salbei Gerbstoffe und ätherische Öle und wirkt entsprechend einerseits adstringierend (zusammenziehend), andererseits antibakteriell und antientzündlich (ätherische Öle), was insbesondere der Behandlung von oberflächlichen Schleimhauterkrankungen in Mund und Rachen zu Gute kommt.

Aromatische Bitterstoffdrogen wie die Engelwurz kombinieren Bitterstoffe und ätherische Öle. Entsprechend erfolgen eine Verdauungsanregung und eine allgemeine Stärkung durch die Bitterstoffe mit den Eigenschaften der ätherischen Öle.

Isländisch Moos kombiniert Bitterstoffe und Schleime. Es wirkt also durch die Schleime einerseits lokal auf die betroffene Schleimhaut, andererseits durch die Bitterstoffe mild anregend und ist daher gerade für ältere Menschen eine gute Heilpflanze.

Nicht selten enthält die Pflanze eine breite Mischung von Wirkstoffen. Man kann dann nicht exakt bestimmen, welche Wirkung diese Kombination hat und welcher Wirkstoff genau für welche Wirkung zuständig ist. Ein hervorragendes Beispiel für die Kombination zahlreicher Wirkstoffe ist die Kamille, die einen wahren Mix aus verschiedenen Inhaltsstoffen enthält, die sich günstig bei allen Infektionen innerer und äußerer Oberflächen ergänzen: das ätherische Öl (Chamazulen, Matricin), Farb- und Schleimstoffe. Eine moderne, wissenschaftlich orientierte Richtung der Pflanzenheilkunde, die so genannte „rationale Phytotherapie", versucht inzwischen, sehr genau zu untersuchen, welcher Bestandteil für welche Wirkung verantwortlich ist. Traditionell verließ man sich vor allem auf Erfahrung und Überlieferung – und so ist es gut, wenn heute beide Blickwinkel kombiniert werden.

Wissenschaftlich geprüfte Anwendungsgebiete

Viele Anwendungsgebiete von Heilpflanzen, ob als Tee oder in anderer Form, gehen auf Erfahrungswissen zurück. Um die Anwendung von Heilpflanzen wissenschaftlich zu prüfen, wurde 1978 vom damaligen Bundesgesundheitsamt (heute: Bundesinstitut für Arzneimittel und Medizinprodukte = BfArM) eine eigene Kommission gegründet (Kommission E), in der Sachverständige aus sieben verschiedenen Bereichen des Gesundheitswesens nach und nach das bisherige Wissen über einzelne Heilpflanzen bewerteten. Ihre Arbeit mündete in Steckbriefen („Monographien") zu den arzneilich verwendeten Heilpflanzenteilen, es gibt also z. B. eine Monographie zu Holunderblüten, eine andere zu Holunderbeeren.

Die Bewertung der Anwendungen ergab drei Kategorien von Monographien:

- Eine **Positivmonographie** wurde gegeben, wenn die Wirkung wissenschaftlich bestätigt ist und Unbedenklichkeit vorliegt, es also keine oder nur geringe Nebenwirkungen gibt.
- Bei einer **Negativmonographie** ist die Wirkung zwar belegt, aber die Risiken überwiegen, oder das wissenschaftliche Material reicht nicht aus, um die Wirkung zu belegen (bei gleichzeitig vorliegenden Berichten über Risiken). Die Anwendung wird von der Kommission abgelehnt.

- Bei einer **Nullmonographie** gibt es zur volksmedizinischen Anwendung keinen ausreichenden wissenschaftlichen Nachweis, jedoch bei vorhandener Unbedenklichkeit.

Bis 1994 wurden 378 Monographien erstellt, die auch danach regelmäßig nachgebessert wurden. Wichtig ist zu wissen, dass für eine Positivmonographie als Wirksamkeitsnachweis eine kontrollierte klinische Studie erforderlich ist. Viele Heilpflanzen können diese Studien nicht vorweisen, nicht zuletzt, weil Prüfverfahren von Heilpflanzen deutlich komplizierter als Prüfverfahren eines einzelnen Wirkstoffes sind, und haben daher keine positive Monographie erhalten.

Die Monographien der Kommission E sind eine wichtige Informationsquelle für die Auseinandersetzung mit Heilpflanzen, insbesondere wenn man sich mit Kräuter- und Arzneitee befasst. Bei Negativmonographien sollte zunächst Vorsicht walten bzw. weiter recherchiert werden, warum es zu der Ablehnung kam.
Die Kommission E hat Empfehlungen für Teemischungen und „fixe Kombinationen" herausgegeben, die ebenfalls Eingang in diesen Ratgeber gefunden haben.

Es ist sinnvoll, genauer hinzuschauen, aus welchen Gründen Pflanzen eine **Negativmonographie** erhalten haben (Schilcher et al. 2010: 376ff):

- Allergische Reaktionen (z. B. Alantwurzel)
- Zugehörigkeit zu einer Pflanzenfamilie, die häufig Allergien auslöst, daher allergische Reaktionen möglich (z. B. Beifuß)
- Abortive (abtreibende) Wirkung beschrieben (z. B. Beifuß)
- Krebserregende Effekte im Tierexperiment bei Anwendung eines isolierten Inhaltsstoffes (z. B. Basilikum)
- Vergiftungen bei Einnahme eines isolierten Inhaltsstoffes in hoher Dosierung (z. B. Berberitzenfrüchte)
- Unterschiedliche Nebenwirkungen bei Dauergebrauch von hohen Dosen (z. B. Heidelberblätter, Huflattich)
- Ausschluss von Risiken bei Säuglingen und Kleinkindern bei längerer Anwendung nicht möglich (z. B. Basilikum)

- Nachweis der Wirksamkeit und Unbedenklichkeit nur für Extraktpräparat (z. B. Ginkgo)

Die Beispiele machen deutlich, dass in vielen Fällen befürchtete Nebenwirkungen dosisabhängig sind. Oft ist es ein bestimmter Inhaltsstoff von Heilpflanzen, der in hoher Dosierung Probleme mit sich bringt. In anderen Fällen ist es das allergische Potenzial oder eine Vergiftung bei langer Einnahme.

Wie sieht es nun aus mit Pflanzen und Pflanzenteile, die eine **Nullmonographie** erhalten haben? Viele von ihnen finden in Teemischungen Verwendung: Citronellgras, Lemongras, Hagebuttenfrüchte, -kerne und -schalen, Hibiskusblüten, Himbeerblätter, Katzenpfötchenblüten, Kornblume, Olivenblätter, Malvenblüten, Waldmeisterkraut, Weißdornblätter und -früchte u. a. Gerade die bunten Blüten werden gerne als so genannte Schmuckdrogen beschrieben und verwendet. Weißdorn ist heute sehr viel besser erforscht und eine anerkannte Heilpflanze in der Herztherapie. Interessant ist hier auch zum Beispiel die Nennung von Olivenblättern, die als Tee gegen Bluthochdruck angewendet werden.

Mittlerweile hat eine andere Institution die Rolle der Kommission E übernommen: die European Scientific Cooperative for Phytotherapy (ESCOP), eine Einrichtung der EU, die 1989, also vor gut 25 Jahren, gegründet wurde. Seit 1992 werden von der ESCOP Monographien erstellt, die in ihrem Umfang über die Monographien der Kommission E weit hinausgehen. Sie beziehen die Datenlage aus ganz Europa mit ein. Aus Deutschland ist die Gesellschaft für Phytotherapie e.V. Mitglied in der ESCOP. Daneben erarbeitet die Weltgesundheitsorganisation seit 1998 WHO-Monographien für Arzneipflanzen, die häufig verwendet werden. Mongraphien der ESCOP finden sich auf: www.escop.com (nur ein Beispiel ist kostenfrei).

Wissenswertes rund um Arzneidrogen gerade für Einsteiger liefert der „Digitale Apothekergarten" aus dem Botanischen Garten der Heinrich Heine Universität Düsseldorf, der zur Weiterbildung von Medizin-, Biologie- und Pharmaziestudenten angelegt wurde. Zahlreiche Pflanzen wie auch Drogen (die getrockneten arzneilich verwendeten Pflanzenteile) und Inhaltsstoffe finden sich unter www.digitalerapothekergarten.uni-duesseldorf.de.

In dem vorliegenden Ratgeber finden sich in den Rezepten Teedrogen mit Positiv- oder Nullmonographie.

Neben der modernen wissenschaftlichen Sicht ist die traditionelle Pflanzenheilkunde eine wichtige Quelle für das Verständnis und den Einsatz von Heilpflanzen. In den Rezepten wird auch dieses Wissen berücksichtigt.

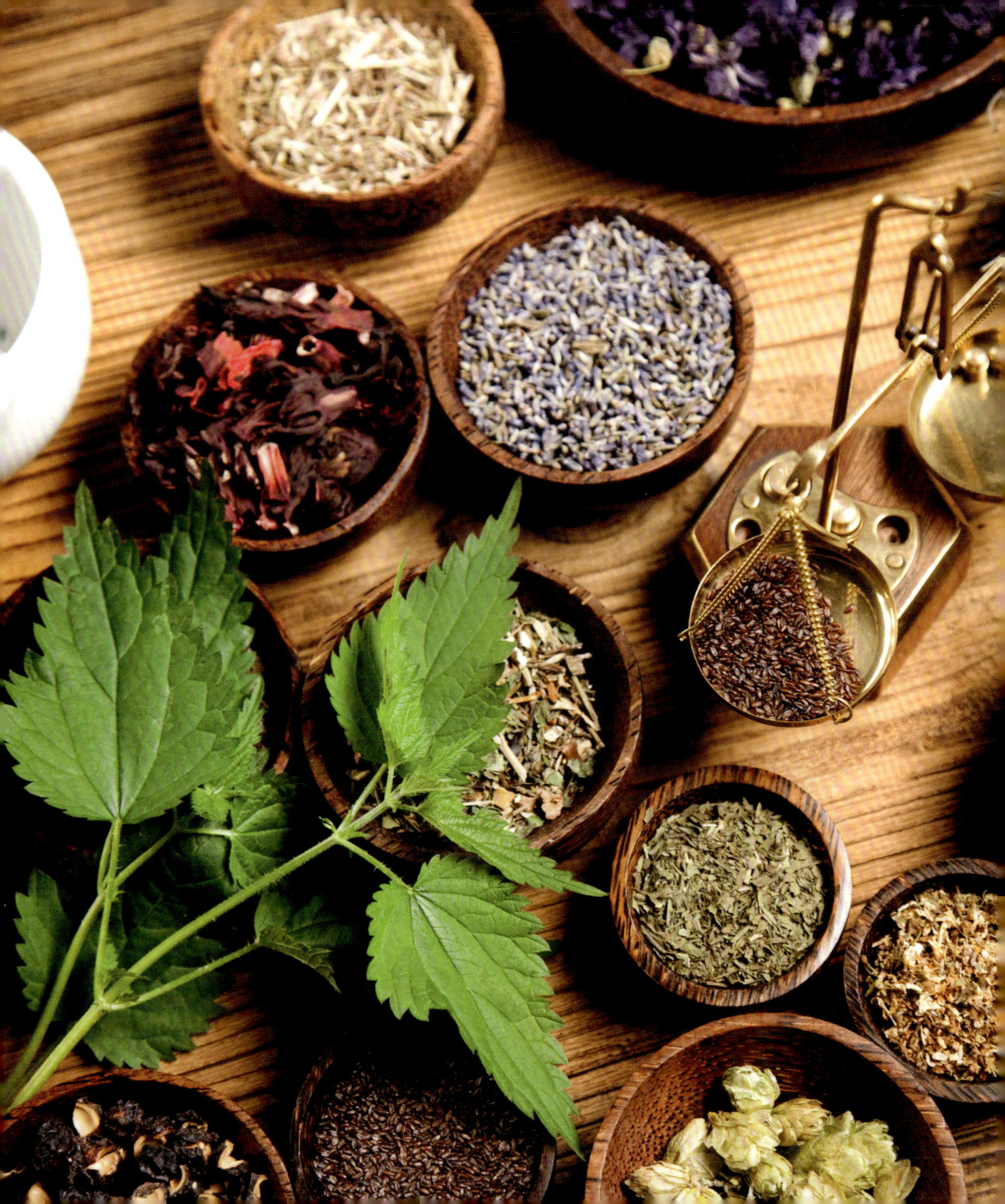

Basiswissen Arzneitee

Die Einnahme von Arznei- oder Medizinaltee ist eine wichtige, wenn auch oft unterschätzte Strategie der Naturheilkunde, die zur Selbstbehandlung geeignet ist.

Bei verschiedenen Anwendungsgebieten ist der Arzneitee das Mittel der ersten Wahl, das heißt eine Therapie, die in der Regel besonders gut anschlägt. Dies ist z. B. der Fall bei Atemwegs-, Blasen- und Nierenerkrankungen. Die Gründe dafür sind leicht nachvollziehbar: Bei Atemwegserkrankungen ist es besonders wichtig, Flüssigkeit zuzuführen, um den Schleim in den Atemwegen zu verdünnen. Dasselbe gilt für Blasen- und Nierenkrankheiten, bei denen bereits die zugeführte Flüssigkeit hilft, die ableitenden Harnwege zu durchspülen. Und schließlich eignen sich Tees besonders gut zur Behandlung von Verdauungsbeschwerden, da in diesem Fall der Tee, gerade wenn er auf nüchternen Magen vor den Mahlzeiten getrunken wird, die Schleimhäute des Verdauungskanals benetzt und lokal seine Wirkung entfalten kann.

Definition Arzneitee

Ein Arzneitee ist ein pharmazeutisch definierter Drogenextrakt, für den eine bestimmte Anwendung dokumentiert werden konnte und der die Bedingungen von nachweisbarer pharmazeutischer Qualität, therapeutischer Unbedenklichkeit und guter Verträglichkeit erfüllt.

Arzneitees sollten Heilpflanzen in Apothekenqualität enthalten. Der Tee sollte möglichst frisch zubereitet werden. Die „Arzneidroge" selbst sollte licht- und luftgeschützt gelagert und nach einem Jahr ausgewechselt werden.

Heilpflanzen für den Tee

Sammeln oder kaufen?

In diesem Buch geht es um Arzneitees. Für eine medizinische Wirkung ist es erforderlich, dass die richtige Pflanzenart verwendet wird, die Pflanze nicht schadstoff- und hundeurinbelastet ist, dass sie sachgerecht gepflückt, getrocknet und weiterverarbeitet wurde.

Damit all dies sichergestellt ist, möchten wir Ihnen raten, Arzneitees, ob lose oder als Beutel, in der Apotheke zu kaufen. Hier erhalten sie einwandfreie, qualitativ hochwertige, rückstandsgeprüfte und nicht zu lange gelagerte Pflanzen. In der Apotheke angebotene Kräuter werden auf Rückstände und auf Wirkstoffe geprüft, so dass man hier grundsätzlich auf der sicheren Seite ist. Dafür garantieren die Richtlinien des Arzneimittelgesetzes und die Vorschriften des amtlichen Arzneibuches.

Grundsätzlich gilt: Tees, die medizinisch eingesetzt werden, sollten in der Apotheke gekauft werden.

Wer gerne sammeln möchte, sollte sich speziell schulen. Man muss die richtige Pflanzenart erkennen, die arzneilich verwendeten Pflanzenteile, den richtigen Zeitpunkt der Ernte im Jahres- und Tageslauf kennen und wissen, wie man trocknet, damit sich kein Schimmel bindet. Wir empfehlen hier die Literatur von Ursel Bühring, die das Sammeln und Trocknen ausführlich beschreibt (Bühring 2009). Zu bedenken ist, dass auch wenn all dies korrekt abgelaufen ist, der Wirkstoffgehalt von Heilpflanzen aus der Wildsammlung erheblich schwanken kann.

Frisch oder getrocknet?

Was ist mit den Kräutern aus dem eigenen Garten oder von der Fensterbank? Hier gibt es einige Pflanzen, die Sie gerne auch frisch in die Tasse geben dürfen: Zitronenmelisse, Pfefferminzarten, Thymian, Rosmarin, Salbei, frische Apfelschalen u. a. Doch auch hier gilt: Der Kräutertopf, den man bei einem Supermarkt um die Ecke gekauft hat, muss nicht unbedingt die Heilpflanze in Apothekenqualität bieten.

Wer gerne einen kleinen Kräutergarten für den Gebrauch in der Küche und als Tee anlegen möchte, sollte darauf achten, die arzneilich verwendeten Arten zu pflanzen. Es gibt Kräuteranbieter – kleine private Anbieter bis hin zu großen Konzernen –, die Saatgut und Jungpflanzen verschicken. Beispiele für Anbieter:

www.herb-s.de
www.ruehelemanns.de
www.syringa-samen.de
www.pharmasaat.de

Bitte beachten Sie: Bei frischen Kräutern ändert sich die Dosierung. Als Faustregel für frische Pflanzen gilt, dass hier nicht 1 gestrichener Teelöffel, sondern 1 gestrichener Esslöffel pro Tasse verwendet wird.

Teebeutel oder loser Tee?

Heutzutage werden vor allem Teebeutel verwendet. Sie sind besonders praktisch, können in ihrer Qualität aber ausgesprochen variieren. Das hat vor allem zwei Gründe. Zum einen können die Teebeutel mit Pflanzen verunreinigt sein, die nicht arzneilich verwendet werden. So gibt es beispielsweise eine Kamillenart (die Hundskamille), die häufig anstatt der echten Kamille verwendet wird, jedoch weniger wirksam ist und zudem ein deutlich höheres Allergierisiko hat als die arzneilich verwendete Kamille.

Auch der Grad der Zerkleinerung hat einen wichtigen Einfluss auf die Wirkung des Tees: Wenn Sie Tees lagern, ist es günstig, die Pflanzenteile möglichst wenig zerkleinert aufzubewahren, da sie sonst Aromen verlieren. Wenn man den Tee zubereitet, ist es von Vorteil, wenn die Pflanzenteile gut zerkleinert sind: je kleiner die Drogenteile, desto stärker werden die Wirkstoffe ausgezogen. Im besten Fall werden Teedrogen daher möglichst unverarbeitet aufbewahrt und erst kurz vor der Zubereitung zerkleinert oder gemörsert. Das ist nicht immer einfach umzusetzen. Wir empfehlen eine der folgenden Vorgehensweisen:

- Lassen Sie einen Tee in der Apotheke mischen und die groben Pflanzenteile wie Rinden, Wurzeln oder Früchte „anstoßen". Danach bewahren Sie die Teetüte gut verschlossen auf.

- Kaufen Sie einzeln vakuumverpackte Teebeutel (Apotheke), in denen die Pflanzenteile bereits zerkleinert sind, sich die Wirkstoffe jedoch nicht verflüchtigen können.
- Kaufen Sie einzelne Teedrogen in der Apotheke noch unzerkleinert. Besorgen Sie sich einen Mörser oder eine kleine Kaffeemühle und zerkleinern Sie die Pflanzenteile für „Ihren" Tee.

Samen (besser: Früchte) wie Fenchel und Kümmel enthalten ätherische Öle. Bleiben die Samen ganz und werden als Tee aufgegossen, dann werden die ätherischen Öle nicht ausreichend freigesetzt. Befinden sich andererseits angestoßene Samen in einem lose verpackten Teebeutel, so verfliegen die ätherischen Öle während der Lagerung – erkennbar daran, dass der Teebeutel kaum noch riecht.

Ist ein Tee als „Medizin aus der Tasse", als Arzneimittel in flüssiger Form gedacht, möchten wir Ihnen auch bei Teebeuteln zu Apothekenware raten: Die in der Apotheke angebotenen Medizinal-Filtertees entsprechen den Vorgaben des Deutschen und / oder des Europäischen Arzneibuches. Die gesamte Herstellung sowie die Kennzeichnung, Lagerung und der Vertrieb erfolgen nach dem Arzneimittelgesetz und den geltenden Verordnungen für Arzneimittel. Sie unterliegen der behördlichen Kontrolle sowie der Zulassung durch das Bundesinstitut für Arzneimittel und Medizinprodukte. Die Umverpackung speziell dieser Tees schützt vor Licht, Luft und Feuchtigkeit und erhält die Wirk- und Aromastoffe auch über einen längeren Zeitraum.

Zur richtigen Lagerung von Tee

Alle getrockneten Tees sind empfindlich gegenüber Licht und Feuchtigkeit, manche Inhaltsstoffe mehr, manche weniger. Deshalb sollten Tees grundsätzlich vor Licht und Feuchtigkeit geschützt aufbewahrt werden. Günstig sind Teedosen, Keramikbehälter oder gefärbte Schraubgläser (Bioladen, Reformhaus, Apotheke). Nach einem Jahr sollte jeder Arzneitee erneuert werden. Bitte achten Sie beim Einkauf der Arzneitees darauf, dass Sie eine Apotheke aufsuchen, in der viele Heilpflanzen verkauft werden, so dass man davon ausgehen kann, dass die verwendeten Tees noch nicht zu lange in der Apotheke lagern.

Zubereitung, Dosierung, Anwendung

Die wichtigsten Zubereitungsarten

Es gibt drei Zubereitungsformen für Tees: Infus, Aufkochung und Kaltwasserauszug.

1. Aufguss (Infus)

Die meisten Tees werden mit kochendem Wasser übergossen. Man spricht von einem Infus (vom lateinischen Wort *infundere* = hineingießen). Als Faustregel gilt: 1 gestrichenen Teelöffel Tee oder Teemischung mit 150 ml kochendem Wasser übergießen und zugedeckt (!) 5–10 Minuten ziehen lassen. Kondenswasser abtropfen lassen. Bei Kindern und älteren Menschen wird die Dosis halbiert, ebenso, wenn der Tee Ihnen zu stark ist oder nicht bekommt. Bereitet man eine größere Menge Tee zu, so wird die Teemenge nicht im gleichen Verhältnis erhöht. Verwenden Sie 2–3 Esslöffel Tee pro Liter Wasser.

Der Infus wird in der Regel bei Blüten und Blättern eingesetzt, außerdem bei harten Pflanzenteilen wie Rinden oder Wurzeln, wenn diese fein zerkleinert sind.

Besonders praktisch und effektiv sind Keramiktassen mit Keramikfilter und Deckel – auch ein schönes Geschenk für jeden Teeliebhaber!

Die meisten Kräutertees werden aufgegossen. Bereiten Sie Kräutertee möglichst immer frisch zu. Verwenden Sie pro Tasse (150 ml) 1 gestrichenen Teelöffel getrocknete Droge, pro Liter Wasser 2–3 Esslöffel Tee.

2. Aufkochung (Dekokt)

Lassen sich die Inhaltsstoffe nicht gut durch das Überbrühen lösen, werden die Drogen grob zerkleinert in kaltem Wasser angesetzt, zum Sieden gebracht und 5–15 Minuten gekocht, kurz stehen gelassen und anschließend abgeseiht. Dies ist bei vielen Rinden und Wurzeln der Fall. Sie kennen den Vorgang vielleicht vom indischen Yogitee, der Zimtrinde und Kardamomfrüchte enthält und nach dem ersten Aufkochen ein Weilchen schwach köcheln muss (aber nicht kochen, er wird sonst scharf und bitter!), bis er mit Milch und Honig ein wärmendes und bekömmliches Wintergetränk liefert. Beim Dekokt kommt es zu der größten

Keimreduzierung (durch das Kochen). Auf der anderen Seite kann es jedoch zu einem Verlust von Inhaltsstoffen kommen.

Eine besondere Form der Aufkochung gilt z.B. für Schachtelhalm, der über Nacht in kaltem Wasser eingelegt und erst danach 10–30 Minuten gekocht wird.

3. Kaltwasserauszug (Mazerat)
Manche Tees (Malvenblätter, Eibischwurzel, Mistelblätter u.a.) werden traditionell mit kaltem Wasser übergossen, weil ihre Inhaltsstoffe bei Hitze abgebaut werden oder durch die Hitze unerwünschte Substanzen in den Tee übergehen. Die klassische Ziehzeit bei diesem Verfahren beträgt 1–5 Stunden. Anschließend erfolgt erst die milde Erwärmung. Diese Zubereitungsart ist aufgrund der möglichen Keimbelastung allerdings umstritten, so dass manche Heilpflanzen, die früher kalt ausgezogen wurden, heute überbrüht werden, insbesondere, wenn sie nur einen von mehreren Bestandteilen in Teemischungen ausmachen.

Die richtige Ziehzeit

Die Ziehzeit hat einen wichtigen Einfluss auf den Tee. Je nach Dauer der Ziehens werden jeweils andere Inhaltsstoffe ausgezogen. Kurz gezogener schwarzer Tee z.B. wirkt anregend, lang gezogener schwarzer Tee wirkt stopfend (und ist ein altes Hausmittel gegen Durchfall). Ein weiteres Beispiel ist Salbeitee. Bei kurz gezogenem Salbeitee stehen die ätherischen Öle im Vordergrund (der typische Geschmack), bei lang gezogenem Salbei die Gerbstoffe.

Für die Selbsthilfe sollte zunächst eine Ziehzeit von 3–10 Minuten eingehalten und die Verträglichkeit geprüft werden. Interessanterweise empfehlen manche Pflanzentherapeuten, Teerezepte auch sehr viel länger – bis zu 20 Minuten – ziehen zu lassen. Auf der anderen Seite gibt es gerade bei Blütenpflanzen die so genannte „Sekundenüberbrühung“, bei der die Ziehzeit unter einer Minute beträgt.

Leicht nachvollziehbar ist das Spektrum von Ziehzeit (und Dosis) beim Ingwertee: Wenn Sie einen Ingwertee nur mit einer Scheibe Ingwer als Aufguss zubereiten und den Ingwer nach einer gewissen Zeit wieder entfernen, hat der Tee eine andere Wirkung, als wenn Sie ein ganzes Stück Ingwer verwenden, dieses zerkleinern, den Tee köcheln und lange ziehen lassen. Im ersten Fall handelt es sich um ein aromatisches Alltagsgetränk, im zweiten um einen intensiv schmeckenden Tee, den man im Krankheitsfall einsetzt.

Bitte bedenken Sie, dass Menschen je nach Konstitution und Verdauung unterschiedlich auf Tees reagieren. Für Kinder, ältere und besonders sensible Menschen reicht ein schwacher Tee mit geringer Dosierung und kurzer Ziehzeit aus!

Die richtige Dosierung

Auch bei der Frage der Dosierung kennen Sie bereits eine Faustregel: 1 gestrichener Teelöffel getrocknete Heilpflanzen und 1 gestrichener Esslöffel frische Heilpflanzen auf 150 ml Wasser. Die Angaben zur Dosierung sind in der Literatur nicht ganz einheitlich, in den Rezepten der Kommission E werden zum Beispiel 1–2 Teelöffel pro 150 ml Wasser angegeben. Die in diesem Ratgeber vorgeschlagene Dosierung ist eher schwach, damit wird aber auch Nebenwirkungen vorgebeugt.

Es ist wichtig, die Dosierung für Kinder und ältere Menschen anzupassen. Auch Menschen mit sensibler Konstitution brauchen oft nur einen schwachen Tee und bekommen bei starkem Tee Nebenwirkungen. Weichen Sie also auch im Einzelfall von der Standarddosierung nach unten ab: Es gibt Teerezepte, bei denen lediglich drei Blütenköpfchen überbrüht werden – ein Tee in „homöopathischer Dosierung".

Dosierungen für Kinder

Von der Kooperation Phytopharmaka, einer wissenschaftlichen Gesellschaft, die sich für die Belange und den Erhalt von pflanzlichen Arzneimitteln einsetzt, werden folgende Empfehlungen für Kinder gegeben:

- Säuglinge erhalten üblicherweise ⅛ der Erwachsenendosis (½ Teelöffel pro 500 ml Wasser).
- Kleinkinder erhalten üblicherweise ¼ der Erwachsenendosis (1 Teelöffel pro 500 ml Wasser).
- 6–9-jährige Kinder erhalten etwa die Hälfte der Erwachsenendosis.
- 10–12-jährige Kinder erhalten etwas ⅔ der Erwachsenendosis.
- Ältere Kinder erhalten die Erwachsenendosis.

Achtung:
Prinzipiell sollten für Kinder unter drei Jahren Teeanwendungen mit dem behandelnden Kinderarzt besprochen werden, um mögliche allergische Reaktionen und Unverträglichkeiten zu verhindern.
Abgeraten werden muss, aufgrund des hohen Zuckergehaltes, von Kindertees in Granulatform (Fertigtees).

Anwendung und Einnahme

Die Technik des Teetrinkens lässt sich treffend mit folgenden Schlagworten beschreiben: kontemplativ (achtsam) – auf nüchternen Magen – schluckweise – im Sitzen. Zudem gilt:

- Arzneitees sollten generell nicht gesüßt und nicht mit Milch getrunken werden. Zwei Ausnahmen: Schlaftees und Hustentees können mit Honig gesüßt werden, da in diesem Fall der Honig die Heilwirkung unterstützt. **Achtung:** Kein Honig für Kinder unter einem Jahr!
- Schlaftees werden eine halbe Stunde vor dem Zubettgehen getrunken.
- Alle Tees, die die Schleimhäute benetzen sollen, z.B. Hustentees oder Tees für Magen und Darm, werden schluckweise zwischen den Mahlzeiten getrunken.
- Bei Teekuren wird dreimal am Tag eine Tasse Tee getrunken: morgens nüchtern vor dem Frühstück, abends vor dem Schlafengehen. Die dritte Tasse kann vor dem Mittagessen, aber auch am Nachmittag, mehrere Stunden nach der Hauptmahlzeit getrunken werden.
- Sind im Tee nierenanregende Pflanzen enthalten, sollte die letzte Tasse nicht zu spät am Abend getrunken werden – nicht umsonst heißt z.B. der Löwenzahn als harntreibende Pflanze auch „pissenlit" oder „Bettseicher".
- Arzneitees sollten nicht zeitgleich mit Medikamenten eingenommen werden.

Auch die äußerliche Anwendung eines Tees ist gut möglich: Man kann mit Heilkräutertees inhalieren und sie für Fußbäder, Sitzbäder oder Wannenbäder als Badezusatz verwenden. Denken Sie auch an den Tee als Badezusatz für ein Fußbad, falls Sie einmal Tee kochen und nicht dazu kommen, ihn zu trinken.

Dauer der Anwendung

Bei akuten Beschwerden (Magenverstimmung, Kopfschmerzen, Erkältung) werden Arzneitees so lange getrunken, bis die Beschwerden sich bessern. Hier können auch mehrere Tassen Tee am Tag getrunken werden, in manchen Fällen sogar mehr (z.B. Blasentee). Die gängige Tagesmenge beträgt 2–3 Tassen pro Tag. Bei Besserung Dosis reduzieren oder Tee absetzen.

Von einer Daueranwendung ein und desselben Tees oder einer Teemischung bei chronischen Beschwerden oder zur Gesundheitsförderung ist abzusehen. Legen Sie nach drei Wochen eine einwöchige Pause ein, wenn Sie den Tee weitertrinken wollen, wechseln Sie die Teemischung oder ändern Sie die Teemischung etwas ab. Die Daueranwendung einer Teemischung erhöht das Risiko, gegen einen Bestandteil eine Allergie zu entwickeln.

Manche Heilpflanzentees dürfen nur in geringer Menge getrunken werden, z.B. Huflattichtee: Er sollte nur zweimal im Jahr maximal drei Wochen lang getrunken werden, um mögliche Leberschäden zu verhindern. Tees mit abführenden Drogen sollten nur über kurze Zeit getrunken werden.

Tees eignen sich sehr gut für **Kuren**, um die Gesundheit zu unterstützen: Ein Beispiel ist eine Frühjahrskur, in der man mit Brennnessel- und Löwenzahntee die Ausscheidung anregt. Mit einem Erkältungstee, z.B. aus Holunderblüten, können Erkältungen vorgebeugt, mit einem Schachtelhalmtee das Bindegewebe gefestigt, mit einer Weißdorn-Teekur das Herz gestärkt werden. Bei einer Teekur werden über 4–6 Wochen 2–3 Tassen Tee pro Tag getrunken.

Nebenwirkungen von Arzneitees

Tees sind, wenn keine Allergien vorliegen, gängige Teedrogen aus der Apotheke verwendet, die Zubereitungs- und Dosierungshinweise befolgt werden und keine Dauereinnahme erfolgt, in aller Regel gut verträglich, daher auch für Kinder, Jugendliche und alte Menschen gut geeignet. Tees in der Schwangerschaft sollten zuvor mit Arzt oder Hebamme besprochen werden, da es einige Teesorten gibt, die in der Schwangerschaft kontraindiziert sind (z.B. Bärentraubenblättertee).

Mögliche Nebenwirkungen sind allergische Reaktionen. Auch kann es zu Unverträglichkeiten kommen, z.B. Magenschmerzen oder Verdauungsbeschwerden. Diese beruhen häufig auf den Gerbstoffen und / oder den ätherischen Ölen und deren Konzentration im Tee. Dann sollten Sie zunächst einen Versuch mit einer „schwächeren“ Teezubereitung machen (halbierte Ziehzeit) oder den Tee weniger häufig trinken.

> **Gerade Teemischungen reduzieren die Nebenwirkungen der einzelnen Pflanze dadurch, dass jede Pflanze in geringerer Dosierung enthalten ist und mögliche Nebenwirkungen der Einzeldroge durch andere Pflanzen abgemildert werden können.**

Wie man Teemischungen zusammenstellt

Möchte man eine gute Teemischung zusammenstellen, so gibt es dafür einige Empfehlungen.

Aus Sicht der modernen „rationalen Phytotherapie“ werden folgende Bestandteile kombiniert:

- Wirksamkeitsbestimmendes Basismittel *(Remedium cardinale)*
- Weitere Drogen zur Unterstützung *(Adjuvans)*
- Geschmackskorrigenzien *(Korrigens)*
- Füllmittel *(Konstituens)*

Das bedeutet: Die Heilpflanzen, die für die Wirkung verantwortlich sind, werden mit anderen Heilpflanzen kombiniert, die eine untergeordnete Bedeutung haben. Wenn Sie sich an die Monographien der Kommission E erinnern, sind die wirksamkeitsbestimmenden Pflanzen immer solche mit Positivmonographie, Heilpflanzen für Geschmack, Farbe und als Füllmittel können auch aus der Kategorie der Nullmonographien stammen.

Als **Hauptmittel** *(Remedium cardinale)* werden maximal drei Pflanzen verwendet, die die Wirkung bestimmen. Jeder dieser Bestandteile sollte mindestens 10 % ausmachen.

Das **Begleitmittel** *(Adjuvans)* unterstützt die Wirkung, es kann z. B. dafür sorgen, dass das Hauptmittel besser aufgenommen wird. Geschmacksverbessernde Heilpflanzen sind oft Pflanzen mit ätherischen Ölen, z. B. Fenchelsamen. Schönungsmittel sind z. B. gelbe, blaue oder rote Blütenblätter, die dem Tee schon in der Packung ein besseres Aussehen geben. Wenn auch die Kommission E diesen Pflanzen keinen wirklichen medizinischen Nutzen beimisst, so weiß man heute doch, dass gerade Farbstoffe als sekundäre Pflanzenstoffe einen wichtigen Effekt auf den Organismus haben. Somit sind letztendlich auch diese Pflanzenteile von Bedeutung für das Teemischen.

Es ist sehr interessant, dass gerade in den aus der Volksmedizin überlieferten Rezepten oft Heilpflanzen enthalten sind, die nicht gegen die Beschwerden im engeren Sinne eingesetzt werden, sondern zur Optimierung anderer Organsysteme. So werden in einem Tee gegen Kopfschmerzen z. B. auch Verdauung und Entgiftung über Leber und Niere angeregt. Dies gilt als Ausdruck einer ganzheitlichen Sicht des Menschen.

Gerade in Teemischungen können die Effekte verschiedener Heilpflanzen kombiniert werden. Das Besondere an selbst gemischten individuellen Teemischungen ist nun, dass wir verschiedene Strategien je nach individuellem Beschwerdebild kombinieren können. Hat beispielsweise die Blasenschwäche etwas mit einer Bindegewebsschwäche zu tun, so wird der Tee anders zusammengesetzt, als wenn sie nervös bedingt ist. Somit ist die individuelle Teerezeptur eine hervorragende Möglichkeit, den Menschen in seiner Ganzheit zu erfassen und zu behandeln.

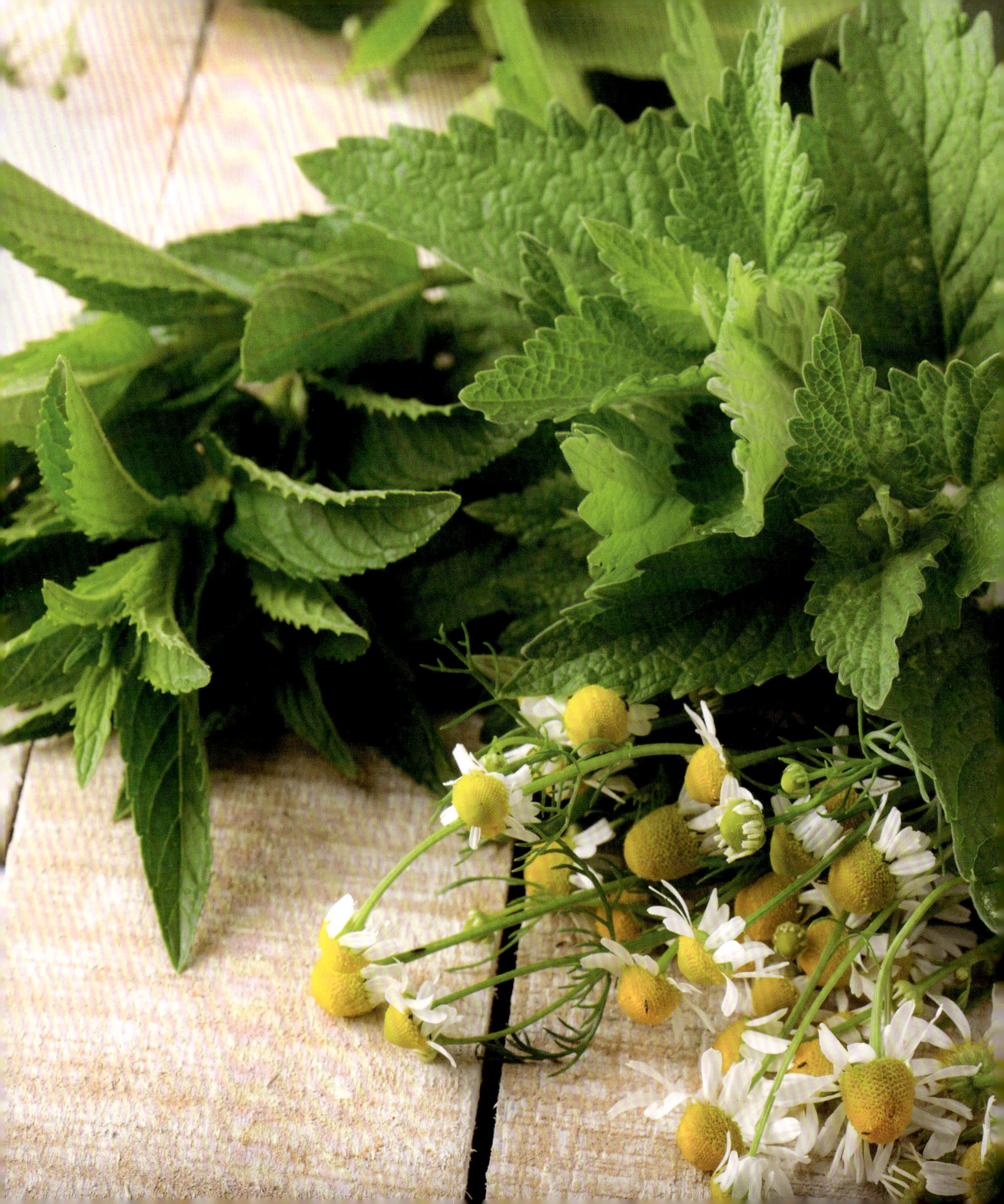

Die wichtigsten Heilpflanzen-tees der Hausapotheke

Anis

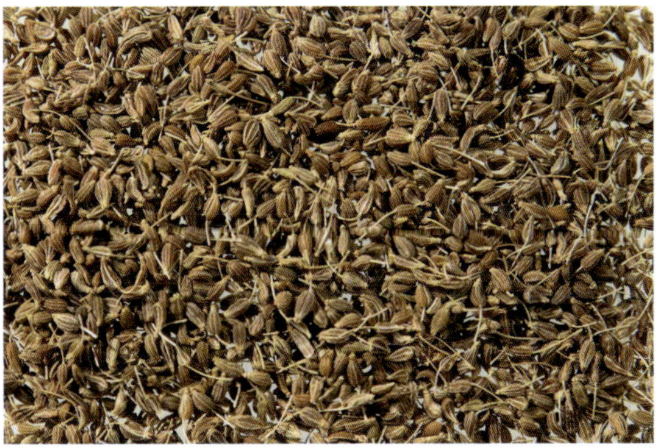

Steckbrief

Lat. Name	*Pimpinella anisum*
Verwendete Pflanzenteile	Reife Früchte, vorrangig aus kontrolliertem Anbau; Anis wird auch als Gewürz eingesetzt, wobei die rechtlichen Bestimmungen für den in Apotheken verkauften Anis strenger sind.
Wirksame Inhaltsstoffe	Ätherisches Öl (nach Arzneibuch mindestens 2 %, davon 80 % trans-Anethol)

Wirkung	Auswurffördernd, schwach krampflösend, antibakteriell, antiviral, verdauungsfördernd, den Speichelfluss und die Magensaftausschüttung anregend
Anwendungsgebiete	Verdauungsbeschwerden, Katarrhe der oberen Luftwege
Erläuterung	Anissamen schmecken süß und aromatisch, man kennt sie vor allem aus der Weihnachtsbäckerei – eine sinnvolle Tradition, helfen Anissamen doch bei der Verdauung, die in diesen Tagen besonders gefordert ist. Daneben nimmt man sie gegen Husten, der sich ebenfalls gerne in der kalten Jahreszeit einstellt. In der mittelalterlichen Medizin galt der Anis als wärmend, stärkend, verdauungsfördernd und allgemein öffnend. Im Orient isst man gerne mal einige Körner gerösteten Anis, da er den Atem erfrischt.
Spezieller Zubereitungshinweis	Für den Tee sollten die Früchte möglichst angestoßen werden. Das ätherische Öl befindet sich in den Früchten, und es wird aus den Früchten nur teilweise freigesetzt, wenn die Schale nicht aufgebrochen ist. Tees mit ätherischen Ölen sollten beim Ziehen zugedeckt werden, da sich anderenfalls die ätherischen Öle verflüchtigen.

Baldrianwurzel

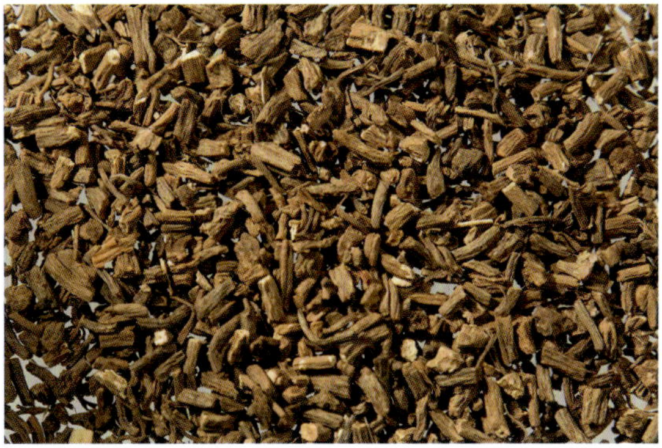

Steckbrief

Lat. Name	*Valeriana officinalis*
Verwendete Pflanzenteile	Wurzeln der überwiegend aus Anbau stammenden Pflanze; für die Verwendung als Arznei ist die schonende Trocknung der Wurzel (unter 40 °C) wichtig.
Wirksame Inhaltsstoffe	Hydrophile Lignane, ätherisches Öl mit über 100 Bestandteilen, darunter Mono- und Sesquiterpene (Valerensäuren), Valepotriate (bis zu 1 %, in den Zubereitungen sind Abbauprodukte davon enthalten), wenige Alkaloide (maximal 0,05 %)
Wirkung	Reizabschirmend, dadurch beruhigend und die Schlafbereitschaft fördernd, die Einschlafzeit und Schlafqualität verbessernd; das nächtliche Aufwachen wird vermindert. Baldrian macht nicht müde, sondern verbessert auch am Tag die Konzentrationsfähigkeit und die Tagesbefindlichkeit. Daher kann Baldrian gut eingesetzt werden, wenn man

	– z. B. vor einer Prüfung – schlecht schlafen kann, jedoch am Tag besonders wach und konzentriert sein möchte. Außerdem krampflösend, muskelentspannend
Anwendungs-gebiete	Zur Beruhigung am Tage und in der Nacht, Unruhezustände und nervös bedingte Einschlafstörungen, unterstützend bei nervösem Reizmagen, Magenkrämpfen, Reizblase, Bettnässen
Erläuterung	Die Baldrianwurzel hat einen eigenen Geruch, den vor allem Katzen lieben. Im Teeregal dominiert der Geruch des getrockneten Baldrians, wenn er nicht äußerst gut verpackt ist. Auch als aufgebrühter Tee hat Baldrianwurzel einen gewöhnungsbedürftigen Eigengeruch – der Geschmack ist dagegen vergleichsweise dezent. Daher wird Baldrianwurzel in aller Regel nicht als Teedroge alleine verwendet, sondern mit anderen Pflanzen kombiniert, so dass der Geschmack ausgeglichen wird und sich die Inhaltsstoffe gegenseitig ergänzen können. Bei stärkeren Beschwerden oder akuten Belastungsphasen ist die Einnahme eines Fertigarzneimittels sinnvoll, da die Wirkung von Baldrian dosisabhängig ist. Die Wirkung tritt erst nach Tagen bis Wochen ein, so dass mit der Einnahme frühzeitig begonnen werden sollte. Baldrian und Kaffee vertragen sich nach homöopathischer Erfahrung nicht miteinander.

Blutwurz

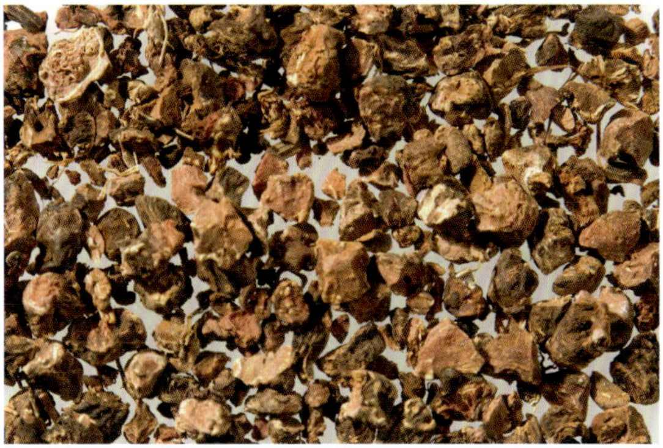

Steckbrief

Lat. Name	*Potentilla erecta, Potentilla tormentilla*
Verwendete Pflanzenteile	Von den Wurzeln befreiter Wurzelstock; die Blutwurz gehört, wie Kirsche, Apfel, Hagebutte, zu den Rosengewächsen. Diese Pflanzenfamilie ist botanisch dadurch gekennzeichnet, dass sie fünf Blütenblätter hat. Die Blüte von *Potentilla erecta* hat auffälligerweise nur vier Blütenblätter.
Wirksame Inhaltsstoffe	Bis zu 20 % Gerbstoffe (Catechin-Gerbstoffe)
Wirkung	Adstringierend (= zusammenziehend), stopfend, blutstillend, keimhemmend, schmerzlindernd
Anwendungsgebiete	Unspezifische akute Durchfallerkrankungen, leichte Schleimhautentzündungen im Mund und Rachen

Erläuterung	Blutwurz ist die Pflanze mit dem höchsten Gerbstoffgehalt und in der Erfahrungsheilkunde die wichtigste gerbstoffhaltige Heilpflanze zur Behandlung von Durchfällen. Traditionell wurde die Blutwurz – wie der Name bereits verrät – vor allem bei blutigen Durchfällen eingesetzt. Da Gerbstoffe Schleimhäute „abdichten", werden sie auch bei Schleimhautentzündungen in Mund und Rachen eingesetzt. Die Blutwurz wird als Tee getrunken, allein oder mit anderen Pflanzen. Bei Beschwerden der Mundschleimhaut wird mit dem Tee gegurgelt.
Spezieller Zubereitungshinweis	Man setzt einen halben Teelöffel der möglichst frisch zerkleinerten Droge mit 1 Tasse kaltem Wasser auf, kocht die Mischung auf (max. 5 Minuten) und seiht direkt ab. Mehrmals täglich trinken. U. Bühring empfiehlt die Kombination mit Kamillenblüten. Wenn möglich, sollte die Wurzel direkt vor der Anwendung zerkleinert werden, da der Gerbstoffgehalt sich schnell verringert. Eine traditionelle Anwendung für Erwachsene ist die Anwendung des Pulvers aus dem Blutwurzelstock aufgelöst in etwas Rotwein oder (für Kinder) in fein geriebenem Apfel (mehrmals täglich 1 Messerspitze Pulver). Es gilt aufgrund einer langsamen Freisetzung der Gerbstoffe im Darm als besonders wirksam

Brennnessel

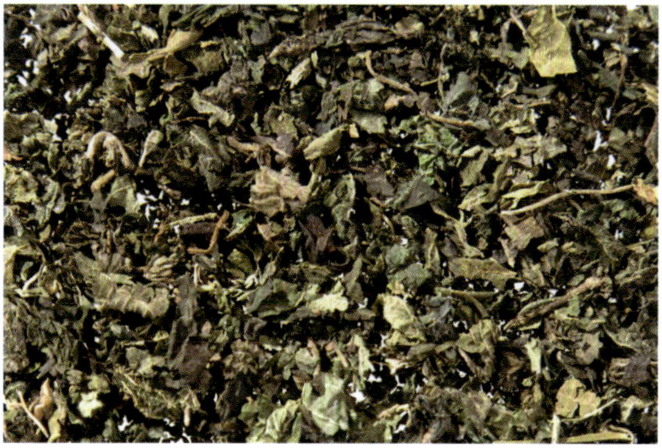

Steckbrief

Lat. Name	*Urtica dioica, Urtica urens*
Verwendete Pflanzenteile	Blätter der großen Brennnessel *(Urtica dioica)* und der kleinen Brennnessel *(Urtica urens)*, häufig aus Wildvorkommen oder Kulturen
Wirksame Inhaltsstoffe	Ein günstiger Wirkstoffmix verschiedener Inhaltsstoffe: bis zu 20 % Mineralstoffe (Calcium-, Kaliumsalze, Kieselsäure u. a.), ungesättigte Fettsäuren, Farbstoffe wie Flavonoide (1–2 %) oder Chlorophyll, in den Brennhaaren biogene Amine; eine besondere, in der Brennnessel enthaltene Säure ist die Caffeoyläpfelsäure.
Wirkung	Durchspülend, entzündungsmindernd, immunmodulierend, antiarthrotisch, schmerzlindernd

Anwendungsgebiete	Brennnesselblätter und -kraut regen die Ausscheidung über die Nieren an. Daher wurde die Brennnessel auch, z. B. von Pfarrer Kneipp, als „blutreinigende" Pflanze bezeichnet. Heute wird der Tee zur Durchspülungstherapie bei entzündlichen Erkrankungen der ableitenden Harnwege, zur Vorbeugung und Behandlung von Nierengrieß und als unterstützendes Mittel bei Beschwerden beim Wasserlassen eingesetzt. Daneben eignet sich die Brennnessel für die Frühjahrskur zur allgemeinen Entgiftung. Da aus naturheilkundlicher Sicht Gelenkerkrankungen und Rheuma immer eine Frage von Aufnahme, Stoffwechsel und Ausscheidung sind, wird der Brennnesseltee zur unterstützenden Behandlung bei rheumatischen Beschwerden eingesetzt – innerlich wohlgemerkt. Äußerlich wurden traditionell mit den Brennnesseln die schmerzenden Bereiche ausgepeitscht – eine sehr drastische Maßnahme zur Durchblutungsförderung.
Erläuterung	Brennnesselblätter werden vor allem zur Teezubereitung eingesetzt. Brennnesseltee führt zu einer erhöhten Harnausscheidung mit erhöhter Chlorid- und Harnstoffkonzentration. Generell ist Brennnesselkraut eine hervorragende Pflanze für Teemischungen, da sie den Stoffwechsel unterstützt. Neben eigenen Mischungen gibt es durchaus schmackhafte Mischungen im Handel. Wichtig ist eine verstärkte Flüssigkeitsaufnahme. Es gibt auch Brennnessel-Frischpresssaft im Reformhaus, hier finden sich die Bestandteile der Brennnessel in konzentrierter Form. Der Saft muss im Kühlschrank aufbewahrt und rasch verbraucht werden.

Patienten mit Wassereinlagerungen (Ödemen) als Folge von eingeschränkter Nieren- oder Herztätigkeit sollten keinen Brennnesseltee trinken. Der entwässernde Effekt ist hier nicht empfehlenswert. Bitte Rücksprache mit dem Arzt oder Apotheker halten!

Eibisch

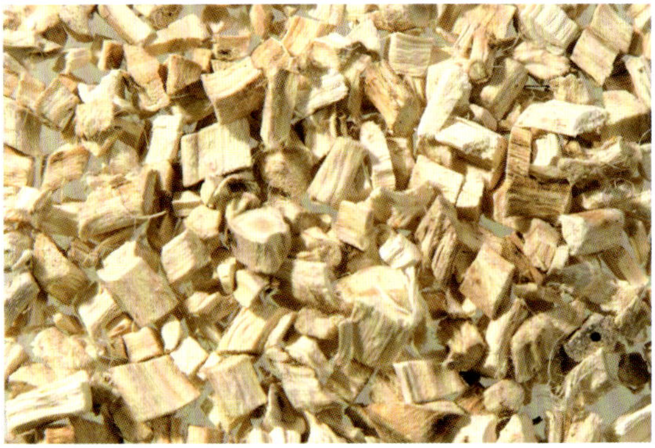

Steckbrief

Lat. Name	*Althaea officinalis*
Verwendete Pflanzenteile	Wurzel; **Achtung:** Nicht sammeln – Pflanze steht unter Naturschutz!
Wirksame Inhaltsstoffe	Schleimstoffe (bis zu 30 %, abhängig vom Erntezeitpunkt), auch Stärke und Pektine
Anwendungsgebiete	Husten, v. a. trockener Reizhusten, Schleimhautreizungen im Mund- und Rachenraum, Sodbrennen
Erläuterung	Eibisch zählt zu den Schleimdrogen, d. h. zu den Heilpflanzen, die vor allem Schleime enthalten. Diese Schleime legen einen Schutzfilm über die Schleimhaut und werden daher vor allem bei Schleimhautreizungen im Mund-Rachen-Raum oder im Verdauungstrakt eingesetzt. In Hals und Rachen bedecken sie die Hustenrezeptoren und führen so zu einer Verminderung des Hustenreizes.

Spezieller Zubereitungshinweis	Schleimdrogen werden klassischerweise nicht überbrüht, da durch die Hitze aus der stärkehaltigen Pflanze ein zäher Brei entstehen würde. Sie werden kalt ausgezogen. Für einen Tee übergießt man 1 Teelöffel zerkleinerte Eibischwurzel mit 1 Tasse kaltem Wasser und lässt sie zugedeckt ca. 90 Minuten stehen (ab und zu umrühren), gießt dann ab und trinkt schluckweise. Der Tee kann leicht erwärmt werden und sollte aus hygienischen Gründen innerhalb von 2 Stunden getrunken werden. In Teemischungen wird Eibischwurzel gemeinsam mit anderen Heilpflanzen überbrüht, hier ist jedoch der Anteil oft deutlich geringer. Eibischwurzelstückchen lassen sich bei Husten auch lutschen, schmecken allerdings nicht besonders gut.

Keine gleichzeitige Einnahme mit Medikamenten oder Nahrung. Einnahme insgesamt nur eine Woche.

Fenchel

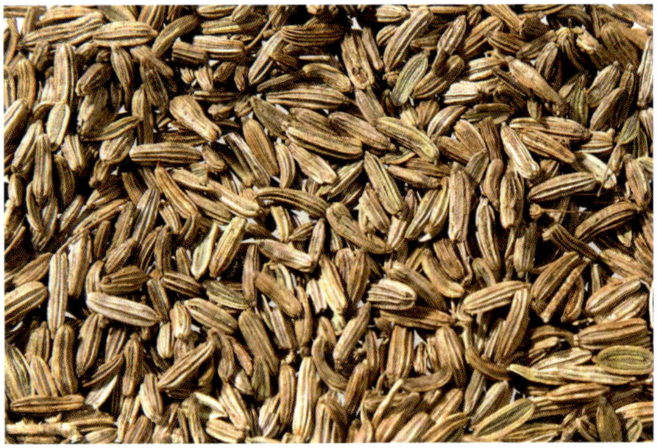

Steckbrief

Lat. Name	*Foeniculum vulgare*
Verwendete Pflanzenteile	Die reifen Früchte aus kontrolliertem Anbau; Fenchelsamen, die als Arznei oder Gewürz eingesetzt werden, stammen nicht von der gleichen Pflanze wie der Gemüsefenchel.
Wirksame Inhaltsstoffe	Ätherisches Öl (nach Arzneibuch mindestens 4 %, die zu 50–70 % aus trans-Anethol, zu 20 % aus Fenchon bestehen)
Anwendungsgebiete	Husten, Magen-Darmbeschwerden, Verdauungsstörungen von Säuglingen; Fencheltee ist daneben auch als Alltagsgetränk und Durststiller geeignet.

Erläuterung	Wohl kaum eine Heilpflanze ist so mild und in der Regel so gut verträglich wie der Fenchel. Selbst Säuglinge bekommen häufig Fencheltee. Hildegard von Bingen hat ihn bereits als Alltagsgetränk empfohlen. Er ist zudem ein angenehmes Geschmackskorrigens für viele andere Tees.
Spezieller Zubereitungshinweis	Die Früchte sollten, wie alle Früchte mit ätherischem Öl, vor der Anwendung als Tee zerstoßen werden, damit das Öl freigesetzt werden kann. Dies kann auch der Apotheker für Sie übernehmen, dann aber bitte den Tee gut verschlossen aufbewahren und möglichst rasch verbrauchen. Tees mit ätherischen Ölen sollten beim Ziehen zugedeckt werden, da sich ansonsten die ätherischen Öle verflüchtigen.

Goldrute

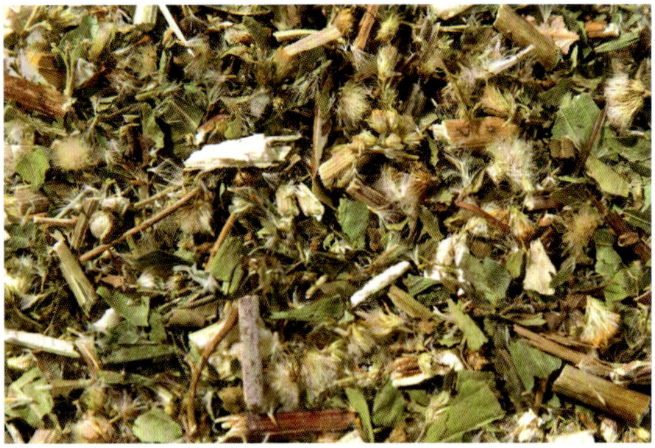

Steckbrief

Lat. Name	*Solidago virgaurea L., Solidago gigantea*
Verwendete Pflanzenteile	Blühendes Kraut mit weniger als 20 % Stängelanteil, häufig aus Wildvorkommen; die wichtigen Farbstoffe (Flavonoide) sind vor allem in Blüten und Blättern vorhanden.
Wirksame Inhaltsstoffe	Flavonoide (1–3 %), Saponine (ca. 2,4 %), wenig ätherisches Öl, Phenolcarbonsäuren, Gerbstoffe
Wirkung	Leistungssteigernd für die Nieren, durchspülend, entzündungshemmend, krampflösend, schmerzlindernd, Nierensteine austreibend, antibakteriell, antimykotisch, pilzwidrig v. a. gegen Candidapilze, ödemhemmend

Anwendungsgebiete	Goldrute ist die wichtigste Heilpflanze für die Nieren. Sie wird eingesetzt bei akuten und chronischen Harnwegsinfekten, bei Reizblase, Harnverhalten, Krämpfen, Harnsteinen, Nierengrieß, zur „Blasenpflege" bei Katheterträgern und zur Unterstützung bei durch Nierenerkrankungen verursachten Ödemen. Außerdem wirkt sie unterstützend bei der Behandlung von Candida albincans-Besiedlung (Hefepilze).
Erläuterung	Traditionell wurde die Goldrute als „Heidnisch Wundkraut" bezeichnet, was auf ihren Einsatz auch als Wundpflanze hinweist. So ist die Goldrute eine optimale Pflanze für Harnwegsinfekte, da sie über durchspülende wie auch entzündungshemmende Eigenschaften verfügt.
Spezieller Zubereitungshinweis	Ein Tee mit Goldrute kann etwas länger ziehen (bis zu 20 Minuten). In diesem Fall geht es vor allem um die Farbstoffe, die bei etwas längerer Ziehzeit noch besser ausgezogen werden. In Kombination mit anderen Heilpflanzen wird die Ziehzeit ggfs. wieder verkürzt.

Heidelbeere

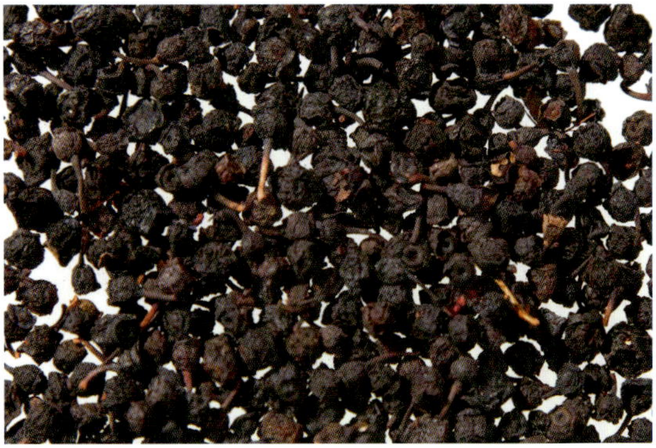

Steckbrief

Lat. Name	*Vaccinium myrtillus*
Verwendete Pflanzenteile	Reife getrocknete Früchte (Beeren), häufig aus Wildvorkommen
Wirksame Inhaltsstoffe	Bis zu 10 % Gerbstoffe (Catechin-Gerbstoffe), dunkelrote Farbstoffe (Anthocyane)
Wirkung	Zusammenziehend (adstringierend), stuhlfestigend
Anwendungsgebiete	Durchfall

Erläuterung

Heidelbeerfrüchte enthalten Gerbstoffe, die bei Durchfall dafür sorgen, dass die durchlässige Darmschleimhaut etwas abgedichtet wird. Die Farbstoffe wirken günstig auf die Gefäße und die Sauerstoffversorgung. Und: Heidelbeerfrüchte werden auch von Kindern gerne gekaut oder als Tee getrunken, wenn sie unter Durchfall leiden. Frische Heidelbeeren wirken abführend!

Für die Hausapotheke sollten getrocknete Heidelbeeren aus der Apotheke verwendet werden, da es nicht ganz einfach ist, Heidelbeeren selbst zu trocknen, ohne dass sie schimmeln.

Holunder

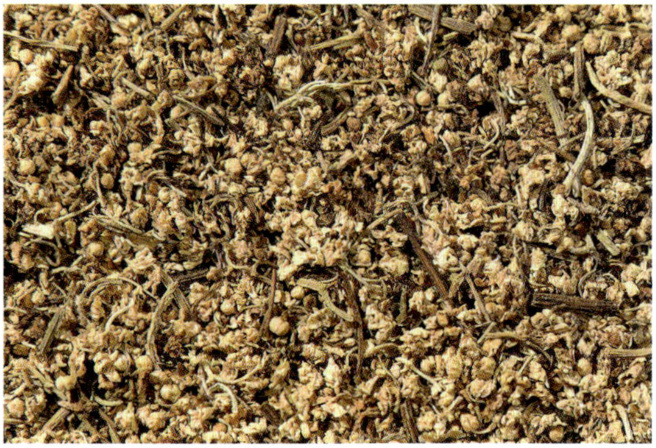

Steckbrief

Lat. Name	*Ambucus nigra*
Verwendete Pflanzenteile	Vor allem die Holunderblüten, meist aus Wildvorkommen; geerntet und getrocknet werden die ganzen Blütenstände, anschließend die Blüten abgerebelt.
Wirksame Inhaltsstoffe	Ätherisches Öl (ca. 0,1 %), Flavonoide (ca. 1,8 %, vor allem Quercetin), Chlorogensäure (ca. 3 %)
Wirkung	Schweißtreibend, schleimlösend, antioxidativ, immunstimulierend, fiebersenkend
Anwendungsgebiete	Erkältungskrankheiten, fieberhafte grippale Infekte ohne Schweiß, chronische Nasennebenhöhlenentzündung, Raucherhusten (Bühring)

Erläuterung

Holunderblüten sind seit langem bewährt bei Erkältungskrankheiten, auch wenn nicht genau geklärt ist, auf welchen Inhaltsstoffen die schweißtreibende Wirkung beruht. Von besonderer Bedeutung sind auf jeden Fall die Farbstoffe (Flavonoide).
Holunderblüten werden vor allem als Tee eingesetzt, da auch die Hitze des Tees die Schweißproduktion anregt. So wird bei einer Erkältung oder einem grippalen Infekt der Entgiftungsmechanismus über die Haut angekurbelt. Besonders günstig ist dies in Verbindung mit Lindenblütentee und einem vorangegangenen heißen Bad.
Der Tee sollte gleich am Anfang einer Erkältung eingesetzt werden. Besonders stärkend wirkt die Mischung aus dem Holunderblütentee und erwärmtem Holunderbeerensaft.

Hopfen

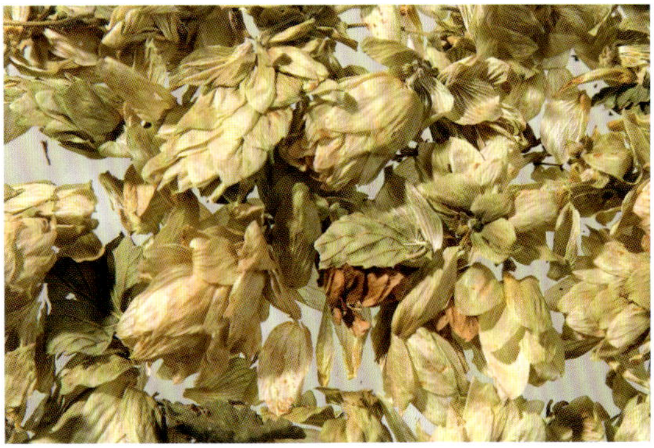

Steckbrief

Lat. Name	*Humulus lupulus*
Verwendete Pflanzenteile	Hopfenzapfen, die weiblichen Blütenstände; die Pflanzen werden in Kultur angebaut.
Wirksame Inhaltsstoffe	Harzsubstanzen mit Bitterstoffen wie Humulon und Lupulon (15–30 %), ätherisches Öl (1 %), Gerbstoffe (bis zu 4 %) und Farbstoffe (Flavonoide)
Wirkung	Mild beruhigend, einschlaffördernd, krampflösend, appetitanregend, antibakteriell, östrogenartig, die (männliche) sexuelle Erregung hemmend, Wechseljahresbeschwerden lindernd
Anwendungsgebiete	Alle nervösen Beschwerden, Unruhe, Angstzustände, Schlafstörungen, in der Erfahrungsheilkunde Reizblase, Bettnässen, Appetitlosigkeit

Erläuterung

Wer kennt sie nicht, die mild einschläfernde Wirkung des Biers, die vor allem Humulon und Lupulon zu verdanken ist.
Hopfentee wird aufgrund seines etwas strengen Geschmacks nicht so gerne pur getrunken und findet sich daher vor allem in Teemischungen z. B. mit Melisse oder Lavendel.
Bei längerer Lagerung bildet sich aus Humulon und Lupulon eine beruhigend wirkende Substanz mit dem komplizierten Namen 2-Methyl-3-buten-2-ol. Diese Substanz verflüchtigt sich bei Körpertemperatur. Es ist also nachvollziehbar, dass gerade Hopfen traditionell in vielen Schlafkissen für Säuglinge, Kleinkinder und Kinder eingesetzt wurde. Aus heutiger Sicht und für einen besonders angenehmen Duft würde man die Hopfenzapfen mit Lavendelblüten, Melissenblättern und angestoßenen Fenchelfrüchten mischen.
Übrigens: Hopfen kann – in hoher Dosierung – durchaus Nebenwirkungen haben: Hopfenpflücker leiden unter Schläfrigkeit und Kopfschmerzen, weibliche Hopfenpflückerinnen unter Zyklusveränderungen.

Johanniskraut

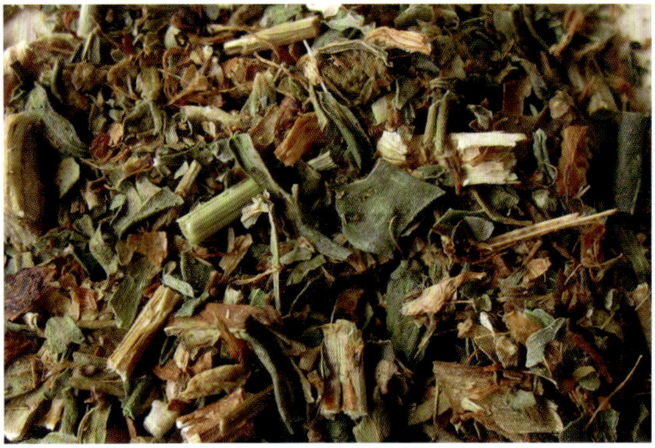

Steckbrief

Lat. Name	*Hypericum perforatum*
Verwendete Pflanzenteile	Während der Blütezeit geerntete, getrocknete, ganze oder geschnittene Zweigspitzen
Wirksame Inhaltsstoffe	Hypericine, Hyperforin, Farbstoffe (Flavonoide), Gerbstoffe, ätherisches Öl
Wirkung	Innerlich: stimmungsaufhellend, angstlösend, beruhigend, mild leistungs- und herzkraftfördernd Äußerlich: wundheilungsfördernd, schmerzlindernd, antibiotisch
Anwendungsgebiete	Innerlich: Psychovegetative Störungen, depressive Verstimmungen, Winterdepression, nervöse Unruhe, Angstzustände, Erschöpfung, Burn-out, Schlafstörungen, wenn sie im Zusammenhang mit depressiven Verstimmungen stehen, Migräne, Wechseljahresbeschwerden, Reizblase, Bettnässen

	Äußerlich (Öl): Behandlung von scharfen und stumpfen Verletzungen, Verbrennungen 1. Grades, Behandlung und Nachbehandlung von Muskelschmerzen
Erläuterung	Johanniskraut gilt traditionell als Pflanze, die das Licht des Sommers in die dunkle Jahreszeit hinüberträgt. Tatsächlich konnte belegt werden, dass die Ausbeute des UV-Lichtes sich durch die Einnahme von Johanniskraut verbessert. Dies erklärt die besondere Verwendung von Johanniskraut bei Winterdepression.
Spezieller Anwendungshinweis	Johanniskraut hat viele Vorteile gegenüber chemisch-synthetischen Antidepressiva und ist vor allem sehr viel besser verträglich. Bei leichten Depressionen sollte daher ein Versuch mit Fertigarzneimitteln aus Johanniskraut unternommen werden. Auch wenn über Hautreaktionen bei hellhäutigen Menschen als (seltene) Nebenwirkung bei hoher Dosierung berichtet wurde, konnte bislang noch keine Nebenwirkung bei einer gleichzitigen Lichttherapie beobachtet werden. Wechselwirkungen mit Medikamenten sind dosisabhängig. Sie wurden bei einer Tagesdosis von über 900 mg beobachtet (Ciclosporin, Digoxin, Antikoagulanzien wie Marcumar u. a.). Nach neueren Erkenntnissen scheinen keine Auswirkungen auf die Wirksamkeit oraler Kontrazeptiva zu bestehen (Bühring 2009: 559). Wer jedoch sicher gehen möchte, sollte auf Johanniskraut im Tee verzichten.

Kamille

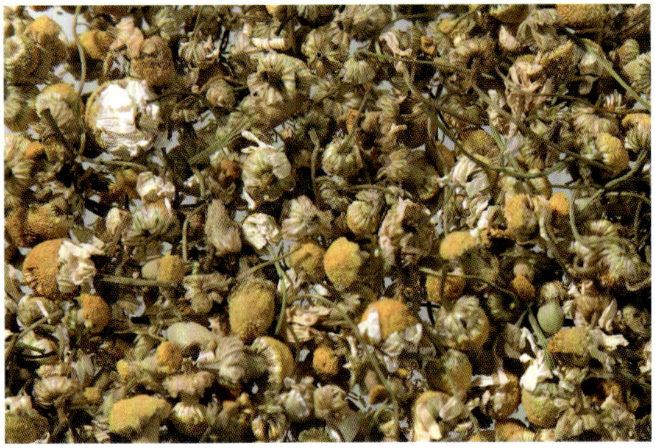

Steckbrief

Lat. Name	*Matricaria recutita*
Verwendete Pflanzenteile	Blütenköpfchen, häufig aus Kulturen; wichtig ist ein Mindestgehalt an ätherischem Öl. Die meisten Arzneidrogen werden aus Osteuropa importiert, einen höheren Anteil an ätherischem Öl haben Pflanzen aus deutschen Anbaugebieten.
Wirksame Inhaltsstoffe	Ätherisches Öl, vor allem mit den Bestandteilen Chamazulen und Bisabolol, außerdem Farbstoffe (Flavonoide) und Schleimstoffe
Wirkung	Entzündungshemmend, krampflösend, verdauungsfördernd, wundheilungsfördernd, antibakteriell, antimykotisch, antiviral, vor einem Geschwür schützend, immunstimulierend, desodorierend

Anwendungsgebiete	Krämpfe und entzündliche Erkrankungen des Magen-Darmtraktes, Reizmagen, Gastritis, Magengeschwür, auch Menstruationsbeschwerden, äußerlich bei Haut- und Schleimhautentzündungen und unterstützend bei Candidabefall; äußerlich wird der Tee im Kopfdampfbad bei Atemwegserkrankungen verwendet und Sitzbädern bei Erkrankungen im Genital- und Analbereich zugegeben.
Erläuterung	Die Kamille enthält eine gelungene Mischung aus Wirkstoffen, die für den Hausgebrauch ein breites Spektrum an Anwendungsgebieten abdecken. Das ätherische Öl wirkt entzündungswidrig und krampflösend. Die gelben Farbstoffe (Flavonoide) haben eine günstige Wirkung auf die feinen Blutgefäße. Sie steigern die Durchlässigkeit der Gefäßwände und verbessern damit die Durchblutung, was der Wundheilung zugute kommt. Die Kamille ist eine „Allround" Pflanze.
Spezieller Anwendungshinweis	Der Ätherisch-Öl-Anteil in der Tinktur (z. B. Kamillosan®) liegt zehnmal höher als im Tee. Daher kann man den Tee durchaus bei Bedarf mit der Tinktur „aufpeppen".

Es gibt verschiedene Kamillearten, von denen einige Arten Allergien hervorrufen. Die echte Kamille tut dies nur äußerst selten. Daher ist es gerade bei Kamillentee besonders wichtig, den Tee in der Apotheke zu kaufen. Zurückhaltend sollten Sie jedoch sein, wenn Sie allergisch auf andere Korbblütler reagieren, z. B. Wermut, Schafgarbe, Sonnenhut oder Arnika.

Kümmel

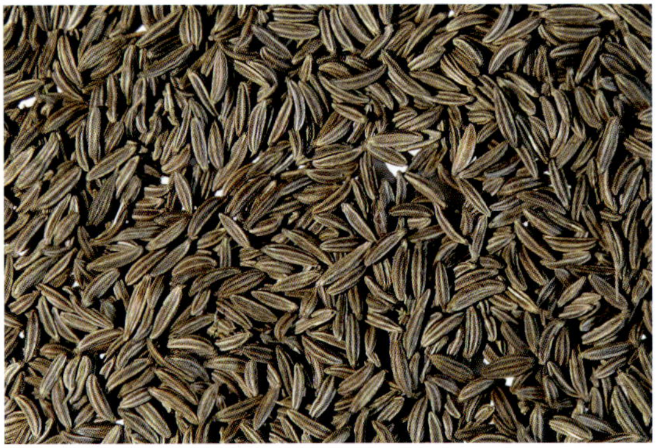

Steckbrief

Lat. Name	*Carum carvi*
Verwendete Pflanzenteile	Früchte, am besten aus kontrolliertem Anbau; sie sollten möglichst kurz vor der Vollreife geerntet werden.
Wirksame Inhaltsstoffe	Ätherisches Öl (nach dem Arzneibuch mindestens 4 %, davon 50–65 % als Carvon), außerdem Farbstoffe (Flavonoide)
Wirkung	Blähungswidrig, krampflösend, appetitanregend
Anwendungsgebiete	Leichte, krampfartige Magen-Darmbeschwerden, Völlegefühl, Blähungen

Erläuterung	Kümmel ist die beste Heilpflanze gegen Blähungen, sie übertrifft die Wirkung von Anis und Fenchel bei weitem. Der Hauptbestandteil des ätherischen Öls, Carvon, wirkt krampflösend, vor allem auf den Darm, was zu einer Entspannung des Darmes führt. Carvon wirkt zudem anregend auf die Bildung von Magensaft und außerdem pilzhemmend.
Spezieller Zubereitungshinweis	Wie auch bei Fenchel und Anis beschrieben, befindet sich das ätherische Öl in den Samen und wird, wenn man es mit heißem Wasser übergießt, nur zur einem kleinen Teil freigesetzt. Daher ist es sinnvoll, die Samen vor der Anwendung als Tee im Mörser anzustoßen oder bereits in der Apotheke anstoßen zu lassen. Gerade Kümmelsamen sollten als Gewürz verwendet, ggf. bei Blähungen sogar direkt verzehrt und dabei gründlich gekaut werden: So werden die ätherischen Öle noch besser ausgenutzt als im Tee. Entscheiden Sie sich für den Tee, dann decken Sie ihn bitte beim Ziehen zu, da sich anderenfalls die ätherischen Öle verflüchtigen.

Kümmel wird auch als Gewürz produziert. Hier gilt, wie bei allen Gewürzpflanzen, dass die für den Lebensmittelmarkt produzierten Pflanzen nicht so stark kontrolliert werden wie die Arzneipflanzen und daher für den arzneilichen Gebrauch auf Apothekenqualität zurückgegriffen werden sollte.

Lavendel

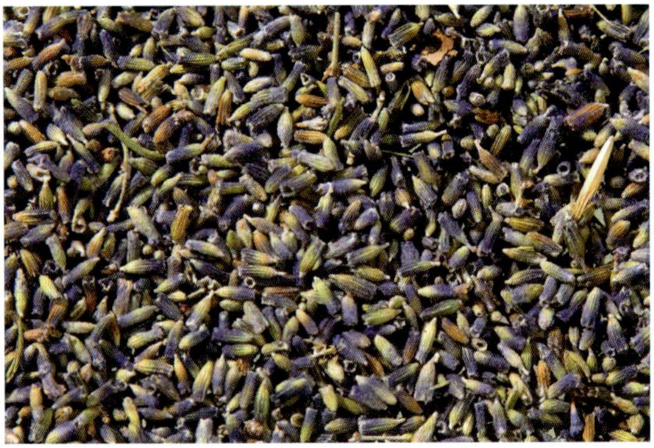

Steckbrief

Lat. Name	*Lavandula angustifolia*
Verwendete Pflanzenteile	Blüten
Wirksame Inhaltsstoffe	Mindestens 1,5 % ätherisches Öl, ca. 12 % Lamiaten-Gerbstoffe (u. a. Rosmarinsäure); für die therapeutische Anwendung muss ein Mindestgehalt an bestimmten Bestandteilen des ätherischen Öls vorliegen.
Wirkung	Beruhigend, verdauungsfördernd, galleanregend, angstlösend

Anwendungsgebiete	Unruhezustände, Reizbarkeit, Nervosität, Übererregbarkeit, Wetterfühligkeit, Spannungskopfschmerz, Einschlafstörungen mit Gedankenkreisen und allgemeiner Unruhe, außerdem nervöse Verdauungsbeschwerden, z. B. nervöse Magenbeschwerden, nervöse Darmbeschwerden, Blähungen und Winde
Erläuterung	Lavendel kennt man vor allem von der äußerlichen Anwendung, jedoch ist er – wenn man den Geschmack mag – auch ein sehr guter Bestandteil von Teemischungen, gerade wenn diese eine besänftigende Wirkung auf die Nerven haben sollen. Wichtig ist hier, nicht überzudosieren. In der französischen, englischen und italienischen Küche ist Lavendel eine durchaus beliebte Zutat, so z. B. in der Kombination mit Thymian, Melisse und Rosmarin – all diese Kräuter haben Sie in Ihrer neuen „Tee-Apotheke“.

Linde

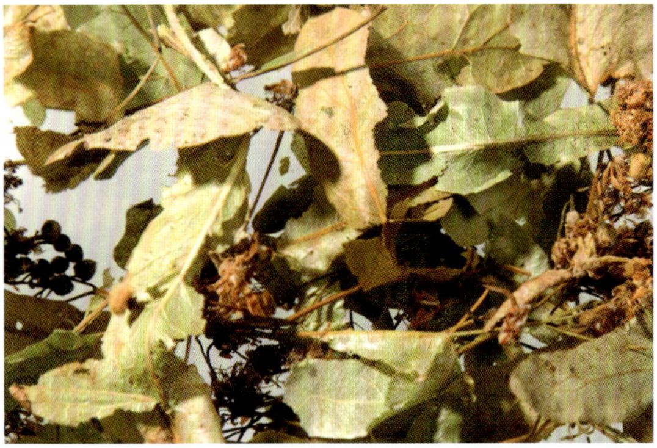

Steckbrief

Lat. Name	*Tilia cordata, Tilia platyphyllos*
Verwendete Pflanzenteile	Blüten mit dem typischen, länglichen Hochblatt; es gibt zwei Linden, deren Blüten verwendet werden: die Winterlinde *(Tilia cordata)* und die Sommerlinde *(Tilia platyphyllus)*. Die Blätter der Sommerlinde sind etwas größer als die der Winterlinde. Sie sind auf der Oberseite locker behaart und haben auf der Unterseite in den Winkeln der Blattnerven weißliche „Bärte". Die Blätter der Winterlinde sind etwas kleiner, oberseits matt dunkelgrün und kahl und in den Nervenwinkeln braunbärtig. **Achtung:** Es gibt Hybride mit der Silberlinde, deren Blüten nicht verwendet werden sollten.
Wirksame Inhaltsstoffe	Schleime (ca. 10 %), Gerbstoffe (ca. 2 %), Farbstoffe (Flavonoide) (ca. 1 %)

Wirkung	Schweißtreibend, entkrampfend auf die Atemwege, reizlindernd, auswurffördernd
Anwendungs-gebiete	Erkältungskrankheiten und damit verbundener Husten
Erläuterung	Die süßlich duftenden Lindenblüten werden, wie auch die Holunderblüten, traditionell zur Anregung der Schweißbildung bei grippalen Infekten und fiebrigen Erkältungen verwendet, da sie die Schweißsekretion anregen: Probanden, die Lindenblütentee getrunken haben, schwitzen doppelt so viel wie Testpersonen, die nur heißes Wasser trinken! Lindenblütentee duftet und schmeckt angenehm, daher bietet er sich zur Geschmacksverbesserung von Tees für Kinder an. Lindenblüten werden nur als Tee, nicht als Arzneimittel eingesetzt.

Löwenzahn

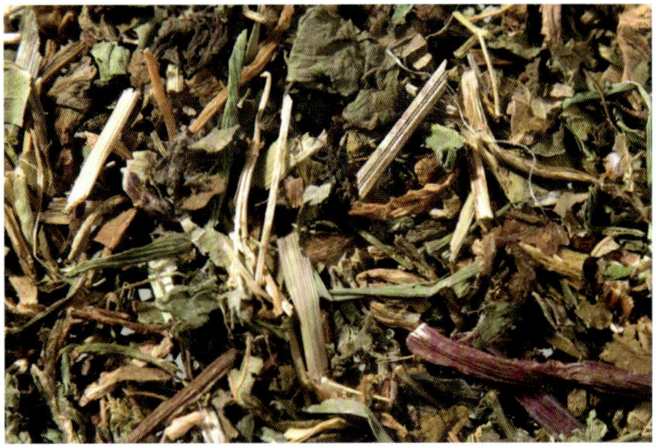

Steckbrief

Lat. Name	*Taraxacum officinale*
Verwendete Pflanzenteile	Wurzel und Kraut; die Droge wird vor der Blütezeit geerntet
Wirksame Inhaltsstoffe	Bitterstoffe, außerdem Triterpene, Sterole, Carotine, Farbstoffe (Flavonoide) und Kalium
Wirkung	Gallenflussanregend, harntreibend, appetitanregend, tonisierend, krampflösend, stoffwechselanregend
Anwendungsgebiete	Störungen des Gallenflusses, zur Anregung der Durchspülung, bei Appetitlosigkeit und Verdauungsstörungen

Erläuterung	Löwenzahn ist ein wohlschmeckender, leicht bitterer Tee, der die Ausscheidung des Körpers anregt, z. B. für die Frühjahrskur. Hier kann man Löwenzahn gut mit Brennnesselkraut kombinieren. Die Volksmedizin kennt zahlreiche Anwendungen des Löwenzahns – von den jungen Trieben als Salat bis hin zum Presssaft der frischen Pflanze.

Löwenzahn, ein Kornblütler, wird von manchen Menschen nicht vertragen. Keine Anwerdung bei Gallenwegsverschluss. Bei Gallensteinen nur auf ärztlichen Rat einnehmen.

Mädesüß

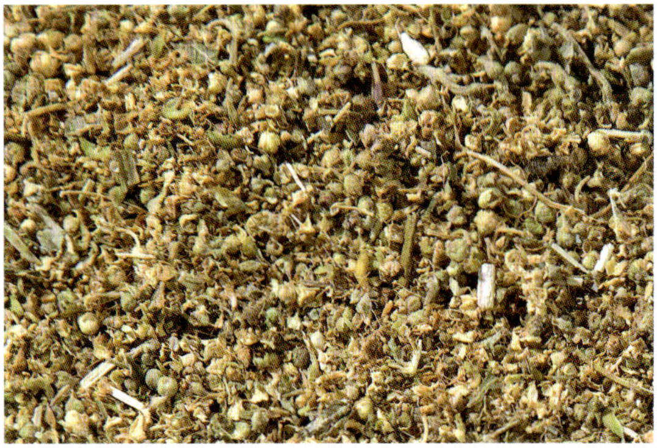

Steckbrief

Lat. Name	*Filipendula ulmaria (früher: Spirea ulmaria)*
Verwendete Pflanzenteile	Blüten, meist aus Wildvorkommen
Wirksame Inhaltsstoffe	Farbstoffe (Flavonoide, etwa 9,5 %), Gerbstoffe und wenig ätherisches Öl, das zu 75 % aus Salicylaldehyd besteht
Wirkung	Schweißtreibend; die enthaltenen Salicylate entfachen eine schwache salicylsäureähnliche Wirkung, d. h. sie wirken leicht schmerzstillend, fiebersenkend, entzündungshemmend.
Anwendungsgebiete	Erkältungskrankheiten, Fieber, Kopfschmerzen

Erläuterung	Mädesüß wird vor allem als Tee verwendet, insbesondere in Teemischungen bei Erkältungskrankheiten, bei denen eine weitere Komponente eingesetzt werden soll, die Fiebrigkeit und Schmerzen entgegenwirkt. Übrigens hat das Aspirin seinen Namen der lateinischen Bezeichnung für Mädesüß *(Spirea)* zu verdanken.

Keine Anwendung bei bekannter Salicylatüberempfindlichkeit!

Melisse

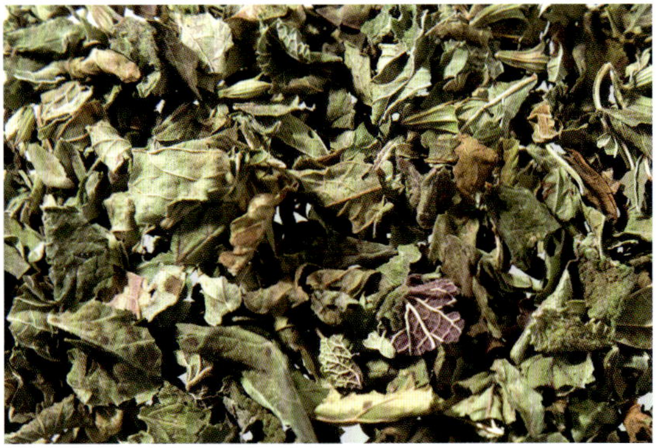

Steckbrief

Lat. Name	*Melissa officinalis*
Verwendete Pflanzenteile	Blätter, meist aus Kulturen
Wirksame Inhaltsstoffe	Ätherisches Öl, Lamiaceen-Gerbstoffe vom Typ Rosmarinsäure, Farbstoffe (Flavonoide)
Wirkung	Verdauungsfördernd, beruhigend, krampflösend, schwach antibakteriell, virustatisch
Anwendungsgebiete	Nervös bedingte Einschlafstörungen, nervös bedingte andere Beschwerden, z. B. Kopfschmerzen oder Magen-Darmbeschwerden

Erläuterung

Diese angenehme und schmackhafte Heilpflanze ist neben Fenchel oder Lindenblüten auch in zahlreichen Genusstees zu finden. Melissentee wirkt beruhigend auf die Nerven und auf nervös bedingte Beschwerden. Melisse hat etwas Liebliches, das sich besänftigend auf überreizte Nerven legt. Sie schmeckt im Vergleich zu anderen Nervenpflanzen – Baldrian, Hopfen, Passionsblume – eindeutig am besten. Dieser angenehme Geschmack ist es auch, der die Melisse zu einem guten Kindertee macht.

Passionsblume

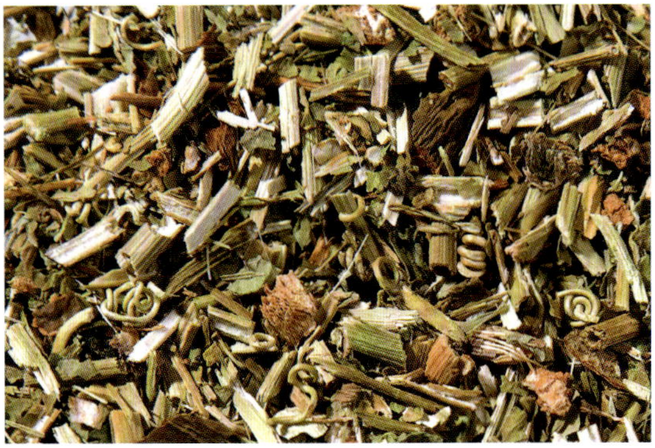

Steckbrief

Lat. Name	*Passiflora incarnata*
Verwendete Pflanzenteile	Passionsblumenkraut; aus den essbaren Früchten mancher Passionsblumenarten werden Fruchtsäfte (Maracuja) gewonnen. Die Passionsblume ist in Nord- und Südamerika heimisch, sie wird vor allem in tropischen und subtropischen Gebieten der USA und Indiens angebaut.
Wirksame Inhaltsstoffe	Farbstoffe (Flavonoide) (bis zu 2 %), Maltol, ätherisches Öl, Cumarinderivate,
Wirkung	Beruhigend, angstlösend
Anwendungsgebiete	Nervöse Unruhezustände, Schlafstörungen mit Herzklopfen, Kreislaufschwäche, Konzentrationsschwierigkeiten, gut auch bei nervösen Störungen von Kindern und Jugendlichen

Erläuterung	Traditionell wird Passionsblume gegen Angstzustände eingesetzt. Belegt ist der beruhigende Effekt. Passionsblume ist Bestandteil vieler Beruhigungs- und Schlafteemischungen und lässt sich gut mit Baldrian, Melisse und Hopfen kombinieren

Bei einer Tagesdosis von 4–8 g sind keine Nebenwirkungen bekannt. Im Zweifelsfall bitte Rücksprache mit dem Arzt oder Apotheker halten!

Pfefferminze

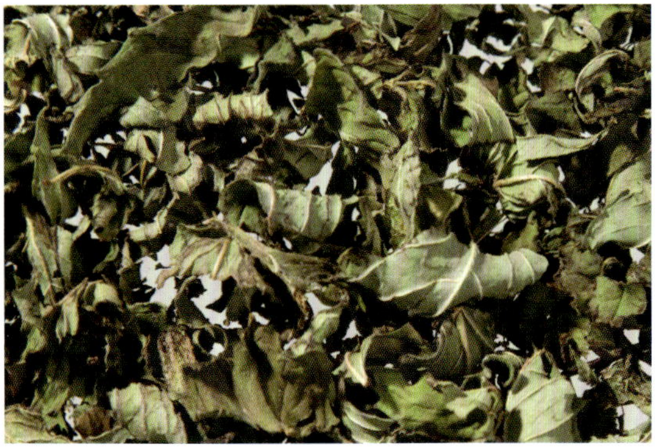

Steckbrief

Lat. Name	*Mentha piperita*
Verwendete Pflanzenteile	Blätter angebauter, kurz vor der Blüte stehender Pflanzen; für die Hausapotheke sollte man auf Pfefferminzblätter vom Arzneianbau zurückzugreifen.
Wirksame Inhaltsstoffe	Ätherisches Öl (mindestens 1 %) mit Menthol, außerdem Lamiaceen-Gerbstoffe vom Typ Rosmarinsäure, Farbstoffe (Flavonoide)
Wirkung	Schmerzlindernd, kühlend und leicht betäubend; das ätherische Öl mit dem Menthol wirkt krampflösend auf die glatte Muskulatur, also auf die Muskulatur des Verdauungstraktes.
Anwendungsgebiete	Verdauungsbeschwerden mit Übelkeit, krampfartige Beschwerden im Magen-Darmtrakt sowie im Bereich der Gallenblase und der Gallenwege, traditionell bei Übelkeit, Brechreiz, Erbrechen

Erläuterung	Viele Heilpflanzen, insbesondere Küchenkräuter und -gewürze, wirken in gewisser Weise erwärmend, indem sie Stoffwechsel und Verdauung anregen. Ganz anders die Pfefferminze: Über eine Stimulation der Kälterezeptoren wirkt sie kühlend, entspannend und schmerzstillend. Der frische Geruch des Menthols tut das seine. Die Aromatherapie vergleicht die Wirkung der Pfefferminze mit einer „frischen Meeresbrise“. Zudem hat die Pfefferminze nachweisbar eine positive Wirkung auf die Galle und die Fettverdauung. Wenn man homöopathische Medikamente einnimmt, sollte man die Pfefferminze meiden.

Bei Gallensteinleiden bitte vor Einnahme Rücksprache mit dem Arzt halten!

Salbei

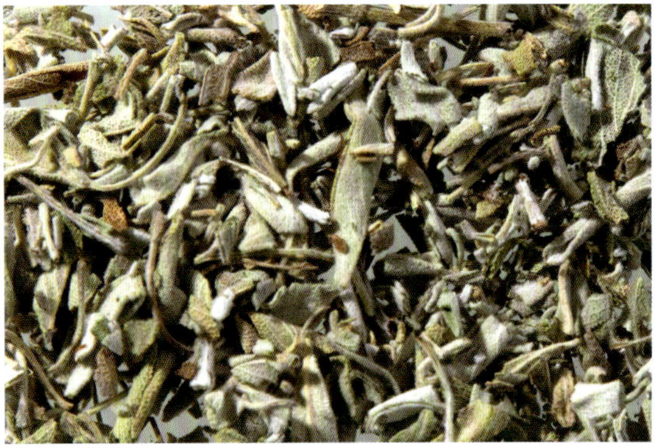

Steckbrief

Lat. Name	*Salvia officinalis*
Verwendete Pflanzenteile	Blätter, v. a. aus kontrolliertem Anbau; Ernte, wenn die Pflanze kurz vor der Blüte steht; Wildvorkommen und Kulturen
Wirksame Inhaltsstoffe	Ätherisches Öl (nach Arzneibuch mindestens 1,5 %, das bis zu 60 % aus Thujon besteht), Gerbstoff (3–7 %), Bitterstoffe, Farbstoffe (Flavonoide) (1–3 %)
Wirkung	Zusammenziehend (adstringierend), entzündungshemmend, schweißhemmend, das Wachstum von Pilzen und Viren hemmend
Anwendungsgebiete	Innerlich wirkt Salbei bei Verdauungsstörungen und vermehrter Schweißsekretion, lokal wird der Tee zum Gurgeln bei Entzündungen der Mund- und Rachenschleimhaut eingesetzt, äußerlich bei Schweißfüßen.

Erläuterung	Salbei enthält zwei wichtige Wirkstoffgruppen: ätherisches Öl und Gerbstoffe. Damit ist Salbei besonders prädestiniert, um bei oberflächlichen Entzündungen der Mundschleimhaut eingesetzt zu werden. Menschen mit empfindlichem Magen sollten aufgrund des Gerbstoffgehaltes nur gurgeln, unempfindlichere können den Tee auch trinken. Während Holunderblüten den Fluss der Körpersäfte anregen, ist Salbei eine der wenigen Pflanzen, die den gegenteiligen Effekt haben und Körperflüssigkeiten reduzieren. Aus diesem Grund wird Salbei gegen übermäßiges Schwitzen oder zum Abstillen eingesetzt. Der Name stammt vom lateinischen *salvere* = heilen. Bereits daran sieht man, welch hohen Stellenwert der Salbei in der traditionellen Heilkunde gehabt hat!
Spezieller Zubereitungshinweis	▪ Zur äußerlichen Anwendung, beispielsweise zum Gurgeln, kann der Tee stark zubereitet werden: 2 Teelöffel getrocknete Blätter mit ¼ Liter heißem Wasser übergießen und 10 Minuten ziehen lassen, dann abseihen. ▪ Zur innerlichen Anwendung wird er schwächer zubereitet. Als Faustregel gilt: 1 Teelöffel Blätter auf ¼ Liter Wasser, zunächst nur 5 Minuten ziehen lassen, evtl. noch kürzer.

Schachtelhalm

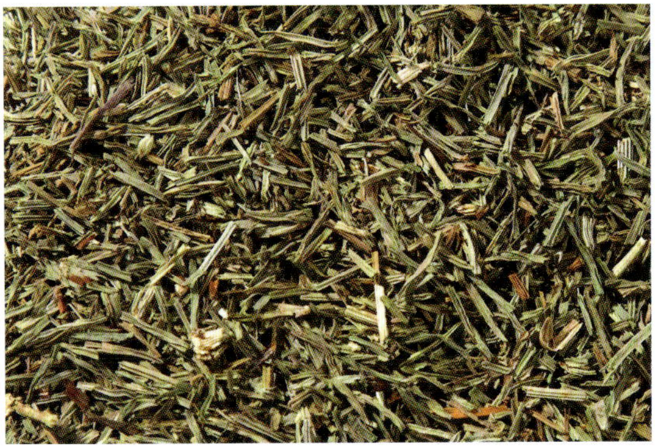

Steckbrief

Lat. Name	*Equisetum arvense*
Verwendete Pflanzenteile	Getrocknete, sterile oberirdische Teile; wichtig ist ein Mindestgehalt an Flavonoiden, daher auf Arzneidrogen in Apothekenqualität zurückgreifen. **Achtung:** Da Verwechslungsgefahr mit dem giftigen Sumpf-Schachtelhalm besteht, nicht selber sammeln!
Wirksame Inhaltsstoffe	Farbstoffe (Flavonoide), mineralische Bestandteile, darunter ein hoher Anteil löslicher Kieselsäure (bis 10%, großer Anteil an wasserlöslicher Kieselsäure) und Kaliumsalze
Wirkung	Harntreibend, v. a. aber bindegewebsfestigend und hautstoffwechselanregend; fördert die Ausscheidung harnpflichtiger Substanzen.

Anwendungsgebiete	Durchspülungstherapie bei entzündlichen Erkrankungen der ableitenden Harnwege und Nierengrieß sowie unterstützend bei bestehenden und nach Verletzungen aufgetretenen Ödemen, zur Bindegewebsfestigung, unterstützend bei Nieren-, rheumatischen und Hauterkrankungen. In der Erfahrungsheilkunde äußerlich bei schlecht heilenden Wunden, bei Durchblutungsstörungen und Wundliegen.
Erläuterung	Schachtelhalm oder Zinnkraut – der Name kommt von dem früheren Brauch, mit der Pflanze Zinn zu putzen – ist eine besondere Pflanze: Bei der Durchspülungstherapie wirkt sie durch die enthaltene Kieselsäure vermutlich auch bindegewebsfestigend. Sie wirkt zudem blutstillend und wird daher gegen Nasenbluten eingesetzt. Der Schachtelhalm ist immer dann die Pflanze der Wahl, wenn man etwas für Struktur und Festigkeit tun will.
Spezieller Zubereitungshinweis	Es gibt verschiedene Möglichkeiten der Zubereitung: Am wirkungsvollsten ist der Kaltauszug, bei dem man das getrocknete Schachtelhalmkraut mit kaltem Wasser übergießt und für 12 Stunden (zugedeckt) ziehen lässt (5 Esslöffel Droge auf 1 Liter Wasser). Am nächsten Tag 30 Minuten köcheln und abgießen. Nicht ganz so effektiv, aber schneller: 1 Esslöffel Droge mit 150 ml Wasser 15 Minuten köcheln, 30 Minuten ziehen lassen, abgießen.

Keine innerliche Anwendung bei eingeschränkter Herz- oder Nierentätigkeit.

Schafgarbe

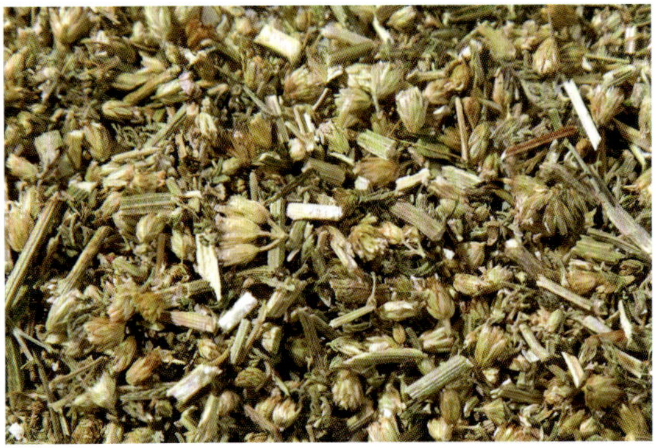

Steckbrief

Lat. Name	*Achillea millefolium*
Verwendete Pflanzenteile	Kraut, d.h. alle oberidischen Teile der Pflanze, vor allem die blühenden Triebspitzen; da nicht alle Pflanzen die entsprechenden Wirkstoffkonzentrationen erreichen, ist es sinnvoll, beim Tee auf Apothekenware zurückzugreifen.
Wirksame Inhaltsstoffe	Ätherisches Öl, Bitterstoffe, Farbstoffe (Flavonoide), Gerbstoffe, Caffeolychinasäure (wie in Artischocke)
Wirkung	Krampflösend, appetitanregend und tonisierend, galletreibend, blähungs- und entzündungshemmend
Anwendungsgebiete	Appetitlosigkeit, leichte, krampfartige Magen-Darm-Gallestörungen, traditionell bei Menstruationsbeschwerden, Krämpfen des Unterleibes

Erläuterung	Die Wirkstoffe der Schafgarbe ähneln in ihrer Zusammensetzung der Kamille, die Wirkung ist jedoch schwächer. Die Pflanze mit den wunderschön filigran gezeichneten Blättern ist zu Unrecht ein Stiefkind der Hausmedizin. Ihr Kraut – die oberirdischen Teile – hat einen angenehmen, leicht bitteren, aber doch aromatischen Geschmack. Als „aromatische Bitterstoffdroge“ verfügt die Schafgarbe über verdauungsanregende, krampflösende, keimmindernde und entzündungswidrige Wirkungen und hat damit ein weites Anwendungsspektrum. Schafgarbe ist wegen ihrer wundheilungsfördernden Substanzen gut für Sitzbäder geeignet.

Die Schafgarbe gehört zu einer Pflanzenfamilie (Korbblütler, wie z. B. auch Arnika, Ringelblume, Sonnenblume, Gänseblümchen), auf die manche Menschen allergisch reagieren.

Spitzwegerich

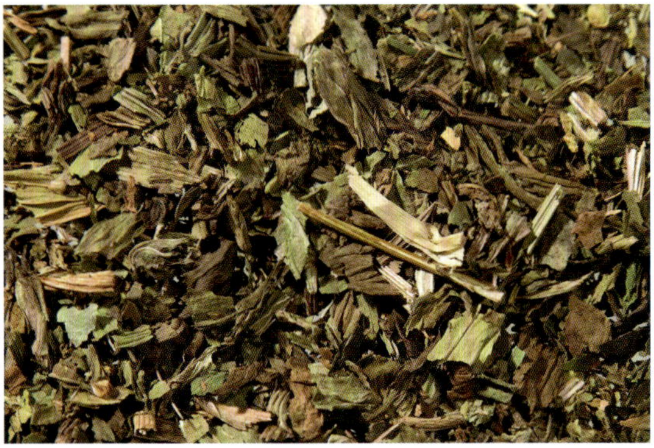

Steckbrief

Lat. Name	*Plantago lanceolata*
Verwendete Pflanzenteile	Getrocknete Blätter und Blütenschäfte, meist aus Kulturen
Wirksame Inhaltsstoffe	Schleim- und Gerbstoffe, Farbstoffe (Flavonoide), Kieselsäure, außerdem eine ganz besondere Inhaltsstoffgruppe, die in anderen Teedrogen so nicht vorkommt: die Iridoidglykoside, vorneweg das so genannte Aucubin, das 2–2,5 % ausmacht
Wirkung	Spitzwegerich wirkt durch das Aucubin antibakteriell – das kommt bei den „Hustenpflanzen“ für Tees sonst vor allem beim Thymian vor. Die Schleime wirken reizlindernd im Rachenraum und in den oberen Atemwegen. Außerdem wirkt die Pflanze adstringierend (zusammenziehend), wundheilungsfördernd und entzündungsmindernd.

Anwendungsgebiete	Katarrhe der Luftwege, entzündliche Veränderungen der Mund- und Rachenschleimhaut
Erläuterung	Spitzwegerich findet sich in Teemischungen, aber auch in zahlreichen Sirupen gegen Husten.
Spezieller Zubereitungshinweis	Spitzwegerichtee sollte nicht gekocht und nicht über längere Zeit getrunken werden.

Süßholz

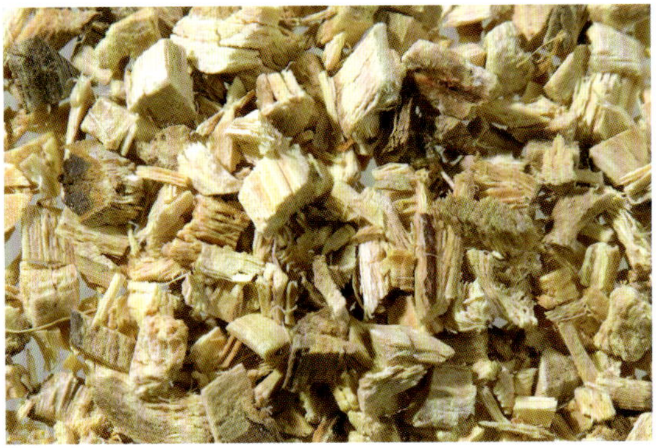

Steckbrief

Lat. Name	*Glycyrrhiza glabra*
Verwendete Pflanzenteile	Wurzel, meist aus Kulturen
Wirksame Inhaltsstoffe	Triterpensaponine (2–15 %, v. a. Glycyrrhizin), Farbstoffe (Flavonoide), Cumarine, Phytosterole
Wirkung	Schleimhautschützend auf den Magen-Darmtrakt, entzündungshemmend, krampflösend, beugt Magengeschwüren vor und fördert deren Abheilung, zudem auswurffördernd und schleimlösend
Anwendungsgebiete	Katarrhe der oberen Luftwege zur Schleimlösung, insbesondere säurebedingte Magenschleimhautentzündung, zur unterstützenden Behandlung von Magen- und Zwölffingerdarmgeschwür

Erläuterung	Süßholz ist ein sehr guter Bestandteil von Teemischungen, da es den Geschmack verbessert, gerade in Hustentees, und gut verträglich ist. Als Saponindroge trägt Süßholz in Teemischungen dazu bei, dass andere Wirkstoffe besser aufgenommen werden.
Spezieller Zubereitungshinweis	Süßholztee wird, wenn er gegen Magenschmerzen eingenommen wird, nicht vor dem Essen, sondern nach den Mahlzeiten getrunken. Als Monodroge wird er 4 bis maximal 6 Wochen eingenommen. Aufgrund der möglichen Nebenwirkungen ist es sinnvoll, auf einen Fertigtee aus der Apotheke zurückzugreifen (z. B. „Magen-Heiltee" von Sidroga).

Eine längere Einnahme von Dosen über 50 g am Tag (das ist allerdings sehr viel!) kann zu Ödemen, Bluthochdruck und Herzbeschwerden führen. Dies hat etwas damit zu tun, dass der Hauptwirkstoff der Süßholzwurzel, das Glycyrrhizin, hormonähnliche Wirkungen hat. Besprechen Sie die Einnahme von Süßholzwurzeltee bitte mit Ihrem behandelnden Arzt, falls Sie Medikamente (z. B. Digitalis) einnehmen, da es hier zu Wechselwirkungen kommen kann. Keine längere Anwendung und höhere Dosierung von Süßholz! Keine Anwendung bei Gallenstauung, Lebererkrankungen, Bluthochdruck, schwerer Nierenfunktionsschwäche!

Thymian

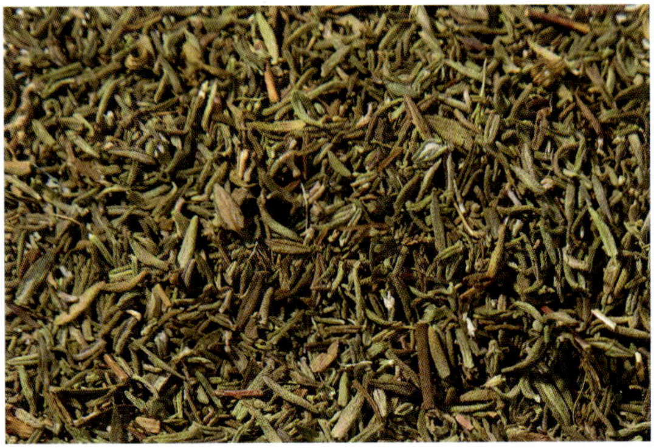

Steckbrief

Lat. Name	*Thymus vulgaris*
Verwendete Pflanzenteile	Kraut, also die abgerebelten Blätter und die Blüten; Mengen und Zusammensetzung des ätherischen Öls hängen vom Standort, den klimatischen Bedingungen und dem Zeitpunkt der Ernte ab. Daher ist es wichtig, dass man qualitativ hochwertigen Thymian aus kontrolliertem Anbau verwendet (Apothekenware).
Wirksame Inhaltsstoffe	Ätherisches Öl (nach Arzneibuch mindesten 1,2 %, vor allem aus Thymol, Carvacrol, Cineol), Bitterstoffe, Gerbstoffe
Wirkung	Krampflösend auf die Atemwege, auswurffördernd
Anwendungsgebiete	Bronchitis, krampfartiger Husten, Keuchhusten, Katarrhe der oberen Luftwege

Erläuterung

Thymiankraut kann zu Recht als das „Seuchenkommando“ unter den Heilpflanzen bezeichnet werden. Das ätherische Öl hat, aufgrund seiner Hauptbestandteile Thymol und Carvacrol, eine ausgeprägte antimikrobielle Wirkung. Das heißt: Es wirkt hemmend auf viele Krankheitserreger und Mikroorganismen wie beispielsweise Bakterien, Hefen oder Schimmelpilze. Das Besondere am Thymian ist darüber hinaus, dass die Sekretion der Bronchialschleimhäute gesteigert und die Bewegung der feinen Flimmerhärchen auf den Bronchialschleimhäuten erhöht wird, wodurch sich auch ihre Transportkapazität erhöht: Thymian wirkt auswurffördernd.

Reines Thymol, wie es sich im ätherischen Öl findet, darf nicht eingenommen werden. Es kann zu Schmerzen und Zusammenbrüchen kommen!

Weißdorn

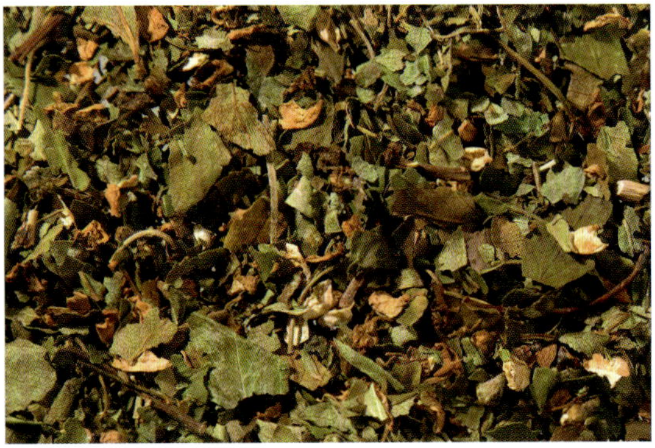

Steckbrief

Lat. Name	*Crataegus monogyna, Crataegus laevigata*
Verwendete Pflanzenteile	Blühende Zweigspitzen mit Blättern vom eingriffligen Weißdorn *(Crataegus monogyna)* und vom zweigriffligen Weißdorn *(Crataegus laevigata)*
Wirksame Inhaltsstoffe	Farbstoffe (Flavonoide) (1–2 %), Gerbstoffe (Procyanidine)
Wirkung	Stärkend auf die Herzleistung, die Herzkraft, den Herzrhythmus; Zunahme der Herzdurchblutung, Besserung der subjektiven Beschwerden der Herzinsuffizienz im Stadium I und II, blutdruckregulierend

Anwendungs-gebiete	Pflege des Altersherzens, Herzinsuffizienz im Stadium I und II, Druck- und Beklemmungsgefühl in der Herzgegend, nachlassende Leistungsfähigkeit des Herzens, funktionelle Herzbeschwerden, Herzrhythmusstörungen, Angina pectoris, Nachsorge von Infektionskrankheiten oder Grippe
Erläuterung	Im Gegensatz zu vielen anderen wirksamen Herzmitteln ist der Weißdorn eine Pflanze mit großer therapeutischer Breite, die – als sanftes Rosengewächs – dem alternden Herzen gut tut. „In jeden Tee für Menschen über 50 kommt Weißdorn“, so die Prämisse erfahrener Naturheilkundler, die individuell Tees rezeptieren.
Spezieller Zubereitungs-hinweis	Weißdorntee wird – in Mischung mit anderen Teedrogen – zur Stärkung und Kräftigung der Herz-Kreislauffunktion als Kur über sechs Wochen eingenommen. Der Tee eignet sich auch als Zugabe für Teemischungen in Krisenzeiten (wenn etwas „zu Herzen geht“).

Zistrose

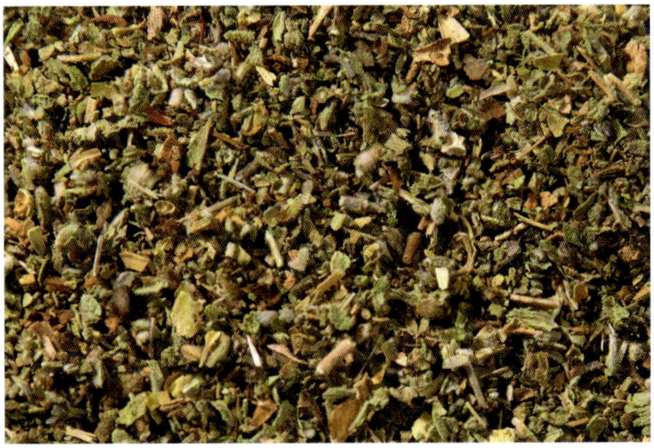

Steckbrief

Lat. Name	*Cistus incanus*
Verwendete Pflanzenteile	Kraut; also die abgerebelten Blätter und die Blüten
Wirksame Inhaltsstoffe	Polyphenole (am polyphenolreichsten in Europa), ätherische Öle, Harze
Wirkung	Antiviral (vermutlich hemmen die Wirkstoffe der Zistrose das Eindringen des Virus in die menschliche Zelle, indem sie das Virus ummanteln), antixodativ, wundheilungsfördernd, adstringierend
Anwendungsgebiete	Husten, Erkältungen, grippale Infekte, zur unterstützenden Behandlung einer Virusgrippe

Erläuterung	Da Zistrosentee auf das Immunsystem wirkt, sollten Patienten mit Autoimmunerkrankungen und chronisch fortschreitenden Erkrankungen Cistus erst nach Rücksprache mit ihrem Therapeuten anwenden. Der Zistrosentee ist besonders intensiv, wenn man ihn als Dekokt zubereitet: Für die innere Einnahme bieten sich Fertigpräparate an.

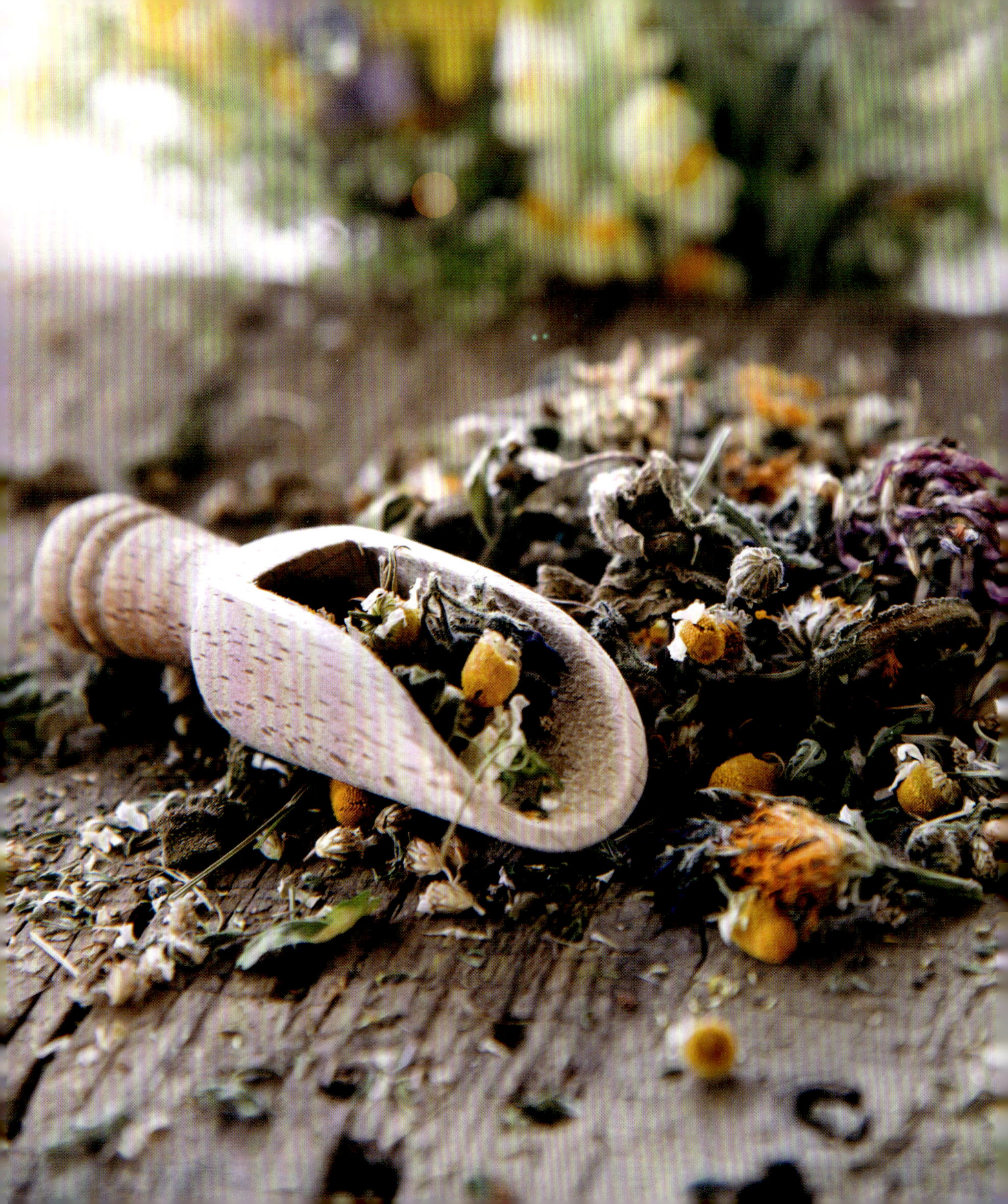

Arzneitees

Richten Sie eine „Tee-Apotheke“ ein!

Auf den letzten Seiten wurden viele verschiedene Teedrogen vorgestellt. Wir möchten Ihnen vorschlagen, eine „Tee-Apotheke“ einzurichten, d.h. eine Ausstattung von verschiedenen Heilpflanzen, die Sie besonders vielseitig einsetzen können. Auf diese Apotheke können Sie dann zurückgreifen, wenn Sie krank sind und je nach Bedarf unterschiedliche Mischungen herstellen. Der große Vorteil einer solchen Ausstattung: Man ist im Krankheitsfall gut ausgerüstet und kann auch kleinere Mengen mischen. Wie das Gewürzregal in der Küche oder die Hausapotheke mit den wichtigsten Arzneimitteln dient die „Tee-Apotheke“ als Grundausstattung, wenn man Tees im Krankheitsfall einsetzen möchte.

Alle Teemischungen, die Sie aus der Basisausstattung der „Tee-Apotheke“ mischen können, sind im Rezeptteil mit diesem Zeichen 🍃 gekennzeichnet.

Folgende Heilpflanzen sind für die Tee-Apotheke gut geeignet.

Heilpflanzen für die Basisausstattung:

1. Anisfrüchte, angestoßen
2. Brennnesselkraut
3. Fenchelsamen, angestoßen
4. Heidelbeerfrüchte

5. Holunderblüten
6. Kamillenblüten
7. Lindenblüten
8. Löwenzahnwurzel und -kraut
9. Mädesüßblüten
10. Melissenblätter
11. Pfefferminzblätter
12. Salbeiblätter
13. Schafgarbenkraut
14. Süßholz
15. Thymiankraut

Die aufgelisteten Heilpflanzen enthalten die wichtigsten Inhaltsstoffe und lassen sich für die häufigsten Beschwerden in zahlreichen Kombinationen einsetzen.
Besorgen Sie sich in einer auf Pflanzenheilkunde spezialisierten Apotheke jeweils eine kleine Menge dieser Tees, vielleicht 20–50 g, je nach Größe Ihres Haushaltes. Die Samen sollten angestoßen sein, wenn Sie keinen eigenen Mörser besitzen, die Wurzeln und Rinden zerkleinert (nicht pulverisiert). Bewahren Sie die einzelnen Teedrogen licht- und luftgeschützt auf, z. B. in Schraubgläsern aus Braunglas (Reformhaus; Bioladen, z. B. Schlagsahnegläser; alternativ gibt es schöne Schraubgläser bei www.manufactum.de, „Weithalsglas"). Beschriften Sie die Gläser mit dem Namen der Droge und (in Bleistift) mit dem Einkaufsdatum oder dem Verfallsdatum. Heilpflanzen können ein sehr unterschiedliches Volumen bei gleichem Gewicht haben – vergleichen Sie einmal Ingwerwurzel und Hopfenzapfen!

Nach und nach kann diese Ausstattung durch Ihre Lieblingsteedrogen für Arznei- und Genusstees ergänzt werden, so dass Sie immer individuellere Mischungen für sich selbst, die Familie und die Freunde zusammenstellen können.

Die verschiedenen Rezepte

Die hier aufgeführten Rezepte sind nach der Behandlung von Kopf bis Fuß geordnet. Sie lassen sich in vier Kategorien aufteilen:

1. **Einfache Anleitungen zum Selbermischen** mit Heilpflanzen aus der „Basisausstattung". Die Rezepte sind mit diesem Zeichen markiert.
   Diese Rezepte werden zumeist nicht in Gramm angegeben, sondern in Gewichtsanteilen an der Gesamtmischung beschrieben. Es ist in jedem Fall sinnvoll, sich eine digitale Küchenwaage zu kaufen, auf der das Gewicht abgemessen werden kann. Für den Hausgebrauch hat sich eine Gesamtmenge für Teemischungen von 100 g bewährt, es ist jedoch auch möglich, sehr viel kleinere Mengen abzumessen (dann eignet sich auch eine Briefwaage). Für eine Teekur von 4–6 Wochen ist eine Gesamtmenge von ca. 200 g angemessen. Manchmal werden die Anteile der Rezepte zum Selbermischen auch in Gramm angegeben, dann nämlich, wenn es sinnvoll ist, dass bestimmte Bestandteile stärker gewichtet werden.
2. **Empfehlungen der Kommission E**, die als „Standardrezepte" oder so genannte „Fixe Kombinationen" herausgegeben wurden (Angabe häufig in Gramm).
3. **Rezepte von bekannten Pflanzenkennern** oder ihre Empfehlungen für **Einzeltees zu bestimmten Anwendungen**, die als solche namentlich genannt werden – Ehre, wem Ehre gebührt! (Angabe häufig in Gramm oder Anteilen)
4. **Eigene Teerezepte der Autoren**

Die Teedrogen werden einzeln abgewogen und dann gründlich gemischt, damit die schweren Teile nicht nach unten absacken. Steht ein Tee länger, so sollte man ihn auch vor der Anwendung gut durchmischen.

Es versteht sich von selbst, dass akute Beschwerden ärztlich abgeklärt werden müssen, und dass die Einnahme des Tees mit dem Therapeuten besprochen wird.

Weitere Hinweise

Geschmacks- und Schmuckdrogen

Teemischungen können mit Teedrogen versehen werden, die den Geschmack verbessern und/ oder ansprechend aussehen. Dies ist auch bei den hier vorliegenden Rezepten möglich. Das heißt: Sie können die Teemischungen durchaus etwas abwandeln bzw. geschmacksverbessernde Zutaten, wie z. B. Pfefferminzblätter, Fenchelfrüchte, Anisfrüchte, Lemongras, Zitronenverbene, Wohlriechendes Eisenkraut und Orangenblüten hinzufügen. Der Anteil der Geschmacks- und Schmuckdrogen sollte maximal 20 % des Gewichts betragen, damit die wirksamkeitsbestimmenden Inhaltsstoffe nicht zu stark reduziert werden.

„Resteverwertung“: Badezusatz

Alle Kräuter der „Hausapotheke“ sollten nach einem Jahr erneuert werden. Dann kann man sehr gut die restlichen Tees für ein Fußbad oder als Badezusatz verwenden – denn auch über die Haut werden pflanzliche Wirkstoffe aufgenommen. Hier kann man den Tee etwas stärker dosieren. In diesem Zusammenhang ist es vielleicht interessant zu wissen, dass manche Pflanzenheilkundler, z. B. Matthias Leisen und seine Tochter Katharina Vanselow-Leisen, von denen die letzte Teemischung in diesem Kapitel stammt, bei ihren Patienten standardmäßig Vollbäder mit Kräuterteezusätzen in der Behandlung anordneten.

Rezepte für Arzneitees von Kopf bis Fuß

Kopf

Teemischung gegen Kopfschmerzen

Rezeptur:
1 Teil Melissenblätter
3 Teile Pfefferminzblätter
mischen

Zubereitung und Dosierung:
1 flachen TL Teemischung mit 1 Tasse kochendem Wasser (ca. 150 ml) übergießen und bedeckt 5–10 Minuten ziehen lassen, abseihen. Mehrmals täglich 1 Tasse trinken.

> Pfefferminztee wirkt kühlend, Melissentee beruhigt gestresste Nerven. Warum also nicht einmal einen Tee mit diesen beiden Bestandteilen ausprobieren, wenn der „Kopf raucht"?
> Während einer homöopathischen Behandlung sollte keine Pfefferminze eingenommen werden!

Tee gegen Nasenbluten

Rezeptur (nach E. Hohenberger):
Schachtelhalmkraut

Zubereitung und Dosierung:
3 flache EL Schachtelhalmkraut mit 3 großen Tassen kochendem Wasser aufkochen, 15 Minuten köcheln und 30 Minuten zugedeckt ziehen lassen, abseihen. Mehrmals täglich 1 Tasse Tee trinken. Man kann die Rezeptur auch als Kaltauszug ansetzen: Schachtelhalmkraut mit kaltem Wasser übergießen und für 12 Stunden (zugedeckt) ziehen lassen (5 Esslöffel Droge auf 1 Liter Wasser). Am nächsten Tag 30 Minuten köcheln und abgießen.

Schachtelhalm enthält bis zu 10 % Kieselsäure und dient dazu, das Bindegewebe in der Nase zu stärken.

Fencheltee-Kompresse für die Augen

Rezeptur:
Fenchelfrüchte, angestoßen

Zubereitung und Dosierung:
Übergießen Sie 1 TL angestoßene Fenchelfrüchte mit 150 ml kochendem Wasser und lassen Sie den Tee zugedeckt 5–10 Minuten ziehen. Seihen Sie den Tee nicht nur durch ein Sieb, sondern möglichst auch noch durch einen Papierkaffeefilter ab, damit keine Rückstände im Tee bleiben. Tränken Sie ein oder zwei Wattepads in dem Tee, drücken ihn leicht aus und legen Sie die Kompressen auf die geschlossenen Augen. Je nach Neigung wird der Tee warm oder kalt verwendet.

Fenchel ist eine milde Augenpflanze. Die Anwendung kann bei müden Augen, trockenen Augen, entzündeten Augen und Gerstenkorn erfolgen, wenn der Augenarzt „grünes Licht“ zur Selbstbehandlung gegeben hat.

Holunderblütentee bei Ohrenschmerzen

Rezeptur (nach A. Sonn und U. Bühring):
Holunderblüten

Zubereitung und Dosierung:
1 flachen TL Blüten mit 1 Tasse kochendem Wasser (ca. 150 ml) übergießen und bedeckt 5–10 Minuten ziehen lassen, abseihen. Mehrmals täglich 1 Tasse trinken.

> Holunderblütentee dient als unterstützende Maßnahme bei Ohrenschmerzen, da Holunderblüten den Sekretabfluss fördern. 2–3 Tassen täglich trinken, solange die Schmerzen anhalten (Sonn, Bühring 2004: 114).

Trockene Kamillenauflage bei Ohrenschmerzen

Bekannt ist die Zwiebelauflage bei Ohrenschmerzen. Allerdings können Sie auch ein Kamillenkissen auflegen, wenn Sie Kamillenblüten in Ihrer Tee-Hausapotheke haben. Dafür eine Handvoll Kamillenblüten in ein Säckchen geben (alternativ in eine saubere einzelne Socke, die am Bündchen mit einem Band verschlossen wird), die Kompresse auf der Heizung leicht (!) erwärmen und dann auf das Ohr auflegen.

Teemischung zum Gurgeln bei Zahnfleischentzündung

Rezeptur:
Salbeiblätter
Thymiankraut
zu gleichen Teilen mischen

Zubereitung und Dosierung:
2 (!) TL Teemischung mit 1 großen Tasse kochendem Wasser übergießen und bedeckt 10 Minuten ziehen lassen, abseihen. Mehrmals täglich damit gurgeln.

Thymian wirkt dank seines ätherischen Öls antibakteriell, Salbei aufgrund der Gerbstoffe zudem adstringierend (zusammenziehend) und entzündungshemmend. Kann auch bei Zahnfleischbluten eingesetzt werden.

Kamillentee bei Zahnschmerzen

Rezeptur:
Salbeiblätter
Kamillenblüten
zu gleichen Teilen mischen

Zubereitung und Dosierung:
1 flachen TL Teemischung mit 1 Tasse kochendem Wasser (ca. 150 ml) übergießen und bedeckt 5–10 Minuten ziehen lassen, abseihen. Damit gurgeln. Die Maßnahme versteht sich als Erstmaßnahme bis zum Zahnarztbesuch. Besprechen Sie mit diesem, ob eine weitere äußerliche Anwendung von Salbei-Kamillenblütentee sinnvoll ist.

Kamillenblüten wirken entzündungsmindernd, Salbeiblätter leicht schmerzmindernd!

Teemischung zur Dampfinhalation bei Schnupfen

Rezeptur:
2 Teile Kamillenblüten
1 Teil Thymiankraut
1 Teil Salbeiblätter
mischen

Zubereitung und Dosierung:
1 Handvoll Mischung in eine Schüssel geben, mit 2 Litern kochendem Wasser übergießen, Handtuch um Gesicht und Schüssel legen (nicht über den ganzen Kopf, gerade bei einer Erkältung sollten die Haare nicht nass werden). Die aufsteigenden Dämpfe inhalieren. Evtl. eine Prise Salz hinzufügen. Mehrmals täglich anwenden.

Üblich und bekannt ist die Dampfinhalation mit Kamillenblüten. Unsere Mischung nutzt zusätzlich die antibakteriellen Eigenschaften des ätherischen Öls in Thymian und Salbeiblättern. Sie wirkt eher abschwellend und schleimmindernd und ist daher nicht sinnvoll bei trockenen Schleimhäuten. Hier ist die Inhalation nur von Kamillenblüten und Thymian (Mischungsverhältnis 2:1) angezeigt.

Erkältungstee, schweißtreibend

Rezeptur:
Lindenblüten
Holunderblüten
zu gleichen Teilen mischen

Zubereitung und Dosierung:
1 flachen TL Teemischung mit 1 Tasse kochendem Wasser (ca. 150 ml) übergießen und bedeckt 5–10 Minuten ziehen lassen, abseihen. Mehrmals täglich eine Tasse trinken. Wenn der Tee leicht abgekühlt ist, können Sie zur Verfeinerung den Saft einer Zitrone (das Vitamin C wird bei Hitze abgebaut) und etwas Honig dazugeben.

Dieser Tee ist der klassische Erkältungstee, wie ihn sicherlich viele von Ihnen kennen. Linden- und Holunderblüten wirken beide leicht schweißtreibend. Dieser Effekt wird zusätzlich durch die Wärme des heißen Tees unterstützt. Noch besser wirkt der Tee, wenn man zuvor ein heißes Bad oder Überwärmungsbad (nur bei intaktem Kreislauf!) nimmt und anschließend gut eingepackt im Bett schwitzt, so dass auch auf diesem Wege die Körperwärme ordentlich angekurbelt wird. Denn Wärme ist eine potente Waffe insbesondere gegen Viren, die zahlreiche grippale Infekte verursachen. Auch dem Badewasser kann Holunderblütentee zugefügt werden. Wenn der Kreislauf nicht stabil ist, sollte stattdessen ein Fußbad mit Holunderblütentee durchgeführt werden.

Erkältungstee, leicht fiebersenkend

Rezeptur:
Lindenblüten
Holunderblüten
Mädesüßblüten
zu gleichen Teilen mischen

Zubereitung und Dosierung:
1 flachen TL Teemischung mit 1 Tasse kochendem Wasser (ca. 150 ml) übergießen und bedeckt 5–10 Minuten ziehen lassen, abseihen. Nach Geschmack Zitronensaft und Honig oder etwas schwarzen Johannisbeersaft hinzufügen. Mehrmals täglich 1 Tasse trinken.

Holunder- und Lindenblüten wirken leicht schweißtreibend und werden üblicherweise in Erkältungstees eingesetzt. Das Mädesüß enthält Wirkstoffe, die der Salicylsäure ähneln. Es wirkt daher leicht fiebersenkend und schmerzlindernd, so dass sich die Beigabe von diesen Blüten besonders dann anbietet, wenn der Patient leicht fiebert oder unter Glieder- oder Kopfschmerzen leidet.

Erkältungstee mit Hagebuttenfrüchten

Rezeptur:

30,0 g Holunderblüten
30,0 g Lindenblüten
20,0 g Mädesüß
20,0 g Hagebuttenfrüchte, geschnitten
in der Apotheke mischen lassen oder selber mischen.
(Wenn Sie die „Tee-Apotheke" eingerichtet haben, brauchen Sie nur noch Hagebuttenfrüchte dazu kaufen).

Zubereitung und Dosierung:

1 flachen TL Teemischung mit 1 Tasse kochendem Wasser (ca. 150 ml) übergießen und bedeckt 5–10 Minuten ziehen lassen, abseihen. Mehrmals täglich 1 Tasse tinken.

Der Erkältungstee kombiniert die schweißtreibende Wirkung von Holunder- und Lindenblüten, die leicht fiebersenkende Wirkung der Mädesüßblüten und, als kleinen Vitamin C-Kick, die Hagebuttenschalen.
Bei diesem Rezept handelt es sich um eine Rezeptur der Kommission E: „Erkältungstee I nach Standardzulassung". Der Tee kann unter dieser Bezeichnung in jeder Apotheke bestellt werden.
Tipp: Wenn Sie die Mischungsverhältnisse ändern, erhalten Sie einen guten Haustee für die kalte Jahreszeit: Mischen Sie 4 Teile Hagebuttenschalen und je 1 Teil Lindenblüten und Holunderblüten. Gut kann man – gerade für Kinder – noch einen Schuss Holunderbeersaft und etwas Honig beifügen.

Erkältungstee mit Weidenrinde

Rezeptur:
35,0 g Weidenrinde, geschnitten
30,0 g Holunderblüten
20,0 g Thymiankraut
5,0 g Hagebuttenfrüchte, geschnitten
5,0 g Süßholzwurzel, geschnitten
5,0 g Malvenblüten
in der Apotheke mischen lassen

Zubereitung und Dosierung:
1 flachen TL Teemischung mit 1 Tasse kochendem Wasser (ca. 150 ml) übergießen und bedeckt 5–10 Minuten ziehen lassen, abseihen. Mehrmals täglich 1 Tasse trinken.

Der Erkältungstee kombiniert die fiebersenkende Wirkung von Weidenrinde (wirkt noch stärker als Mädesüßblüten), die schweißtreibende Wirkung von Holunderblüten, die antibakterielle und krampflösende Wirkung von Thymiankraut, die schleimlösende Wirkung von Süßholz und die befeuchtende Wirkung der Malvenblüten – ein echter Allrounder, der bei Fieber, Schmerzen, grippalem Infekt, festem Husten und Reizhusten gleichermaßen eingesetzt werden kann.
Bei diesem Rezept handelt es sich um eine Rezeptur der Kommission E: „Erkältungstee IV nach Standardzulassung“. Der Tee kann unter dieser Bezeichnung in jeder Apotheke bestellt werden.

Ingwertee

Zutaten:
1 daumennagelgroßes Stück frischer Ingwer pro Tasse
Honig
Zitronensaft

Zubereitung und Dosierung:
Ingwerwurzel schälen und klein schneiden. Mit kochendem Wasser übergießen, 5–10 Minuten ziehen lassen, abseihen, mit Honig und Zitronensaft abschmecken. Der Tee wird schärfer, je länger man ihn ziehen lässt und je kleiner die Ingwerstückchen sind. Ingwer kann auch sehr gut anderen Teemischungen für die kalte Jahreszeit oder bei innerem Kältegefühl beigefügt werden – einfach eine Scheibe Ingwer dazugeben.

Ingwer ist eine Scharfstoffdroge, die innerlich „einheizt" und so die Abwehr anregt. Ingwer kann gut im Winter getrunken werden, auch als Haustee. „Hitzige" Naturen sollten jedoch eher zurückhaltend sein bzw. den Ingwertee mild zubereiten.

Hals, Rachen, Bronchien

Tee zum Gurgeln für Hals und Rachen

Rezeptur:
Salbeiblätter
Thymiankraut
zu gleichen Teilen mischen

Zubereitung und Dosierung:
2 (!) TL Teemischung mit 1 großen Tasse kochendem Wasser übergießen und zugedeckt 10 Minuten ziehen lassen, abseihen. Mehrmals täglich damit gurgeln. Wenn man den Tee auch trinken will (Halsschmerzen), dann wird er nur mit 1 flachen TL Teemischung pro Tasse (150 ml) zubereitet; ggfs. kürzer ziehen lassen. Die individuelle Verträglichkeit spielt hier eine Rolle, da die im Salbei enthaltenen Gerbstoffe manchen Menschen auf den Magen schlagen.

Der Thymian wirkt dank seines ätherischen Öls antibakteriell, der Salbei aufgrund der Gerbstoffe, die er neben dem ätherischen Öl enthält, zudem adstringierend (zusammenziehend) und entzündungshemmend. Er eignet sich besonders, wenn es zu Schleimbildung im Rachen kommt, da beide Arzneipflanzen austrocknend wirken.

Tee gegen Erkältung mit Husten

Rezeptur:
Lindenblüten
Holunderblüten
Mädesüßblüten
Thymiankraut
zu gleichen Teilen mischen

Zubereitung und Dosierung:
1 flachen TL Teemischung mit 1 Tasse kochendem Wasser (ca. 150 ml) übergießen und bedeckt 5–10 Minuten ziehen lassen, abseihen. Mehrmals täglich 1 Tasse trinken.

Bei dieser Teemischung kommt zu den bekannten Erkältungspflanzen Holunderblüten, Lindenblüten und Mädesüßblüten noch der Thymian hinzu, eine wirksame Heilpflanze gerade bei Atemwegserkrankungen und Husten, da er antibakteriell und krampflösend ist und starker Schleimbildung entgegenwirkt.

Hustentee bei trockenem Husten

Rezeptur:
30,0 g Thymiankraut
25,0 g Eibischwurzel
15,0 g Spitzwegerichkraut
10,0 g Fenchelfrüchte, angestoßen
10,0 g Isländisch Moos
10,0 g Süßholzwurzel
in der Apotheke mischen lassen

Zubereitung und Dosierung:
1 flachen TL Teemischung mit 1 Tasse kochendem Wasser (ca. 150 ml) übergießen und bedeckt 5–10 Minuten ziehen lassen, abseihen. Mehrmals täglich 1 Tasse trinken.

Der Tee eignet sich zur Reizlinderung bei einem trockenen Husten, da er mit Eibischwurzel und Isländisch Moss zwei Schleimdrogen enthält. Spitzwegerich wirkt antibakteriell, Fenchel krampflösend, Süßholzwurzel sekretverflüssigend und auswurffördernd.
Bei diesem Rezept handelt es sich um eine Rezeptur der Kommission E: „Hustentee nach Standardzulassung“. Der Tee kann unter dieser Bezeichnung in jeder Apotheke bestellt werden.

Auswurffördernder Husten- und Bronchialtee

Rezeptur:
10,0 g Fenchelsamen, angestoßen
25,0 g Spitzwegerichkraut
25,0 g Süßholzwurzel
20,0 g Thymiankraut
5,0 g Kornblumenblüten
5,0 g Malvenblüten
5,0 g Primelblüten
in der Apotheke mischen lassen

Zubereitung und Dosierung:
1 flachen TL Teemischung mit 1 Tasse kochendem Wasser (ca. 150 ml) übergießen und bedeckt 5–10 Minuten ziehen lassen, abseihen. Mehrmals täglich 1 Tasse trinken.

Dieser Tee enthält die sekretverflüssigende und auswurffördernde Süßholzwurzel, außerdem die an ätherischem Öl reichen Heilpflanzen Fenchel und Thymian. Der Fenchel wirkt mild auswurffördernd und geschmacksverbessernd, der Thymian antibakteriell und krampflösend. Auch das Spitzwegerichkraut wirkt antientzündlich. Die Primel wirkt auswurffördernd, Malve und Kornblumenblüten dienen als Schmuckdrogen.
Bei diesem Rezept handelt es sich um eine Rezeptur der Kommission E: „Husten- und Bronchialtee I nach Standardzulassung“. Der Tee kann unter dieser Bezeichnung in jeder Apotheke bestellt werden.

Hustentee für ältere Menschen

Rezeptur (nach A. Sonn und U. Bühring):
30,0 g Schlüsselblumenwurzel
20,0 g Weißdornblüten und -kraut
10,0 g Anissamen, angestoßen
10,0 g Fenchelfrüchte, angestoßen
10,0 g Spitzwegerichkraut
in der Apotheke mischen lassen

Zubereitung und Dosierung:
1 flachen TL Teemischung mit 1 Tasse kochendem Wasser (ca. 150 ml) übergießen und bedeckt 5–10 Minuten ziehen lassen, abseihen. Mehrmals täglich 1 Tasse trinken.

Der Tee besteht aus einer Kombination von verschiedenen Hustenpflanzen, wobei die Schlüsselblumenwurzel (auch als Primelwurzel bezeichnet) als Seifenstoffdroge schleimverflüssigend und auswurffördernd, der Spitzwegerich antibakteriell, Anis und Fenchel ebenfalls mild auswurffördernd und reizmildernd wirken. Hinzugefügt sind – als Zutat für ältere Menschen – die Weißdornblüten, die der Pflege des Herzens zugutekommen und auch zur Herzstärkung bei bzw. nach Infekten eingesetzt werden können.
Das Rezept stammt von Annegret Sonn und Ursel Bühring, die Pionierarbeit im Bereich „Heilpflanzen in der Pflege“ geleistet haben (Sonn, Bühring 2004: 117).

Herz, Blut und Gefäße

Tee bei Eisenmangel

Rezeptur:
3 Teile Brennnesselkraut
1 Teil Pfefferminzblätter
mischen

Zubereitung und Dosierung:
1 flachen TL Teemischung mit 1 Tasse kochendem Wasser (ca. 150 ml) übergießen und bedeckt 5–10 Minuten ziehen lassen, abseihen. Mehrmals täglich 1 Tasse trinken.

Brennnessel ist eine wichtige Heilpflanze bei jeder Art von Blutarmut und Erschöpfung, wenn man sich ausgelaugt und überfordert fühlt. Dem Tee kann ein Schuss Zitronensaft und etwas Honig oder Stevia beigefügt werden. Bei dieser Teemischung kann gerne mit anderen geschmacksverbessernden Teepflanzen experimentiert werden. Die Zugabe von Zitronensaft ist sinnvoll, da Eisen dann besser aufgenommen wird.

Misteltrunk gegen Bluthochdruck

Rezeptur:
2 TL Mistelkraut (aus der Apotheke)
2 TL Apfelessig
1 TL Honig

Zubereitung und Dosierung:
Mistelkraut, Apfelessig und Honig mit einer großen Tasse Wasser kalt aufsetzen, 8 Stunden ziehen lassen, morgens durchseihen. Über den Tag verteilt jeweils 1 Schnapsglas voll trinken. Im Kühlschrank aufbewahren.

Es handelt sich hier um ein altes Rezept einer Ordensschwester. Mistelkraut hat eine blutdrucksenkende Wirkung, Apfelessig einen günstigen Einfluss auf den Säure-Basen-Haushalt. Es gibt den Misteltee auch als Apothekenware im Beutel (Sidroga).

Teemischung gegen Bluthochdruck

Rezeptur (nach A. Sonn und U. Bühring):
3 Teile Weißdornblüten
2 Teile Mistelkraut
1 Teil Melissenblätter
in der Apotheke mischen lassen

Zubereitung und Dosierung:
1 flachen TL Teemischung mit 1 Tasse kochendem Wasser (ca. 150 ml) übergießen und bedeckt 5–10 Minuten ziehen lassen, abseihen. Mehrmals täglich 1 Tasse trinken.

Weißdorn ist die wichtigste Teedroge für das Herz, Mistel wird in der Volksmedizin gegen Bluthochdruck eingesetzt, Melisse ist gut für die Nerven. Das vorliegende Teerezept (Sonn, Bühring 2004: 120) bietet eine Zusammensetzung, bei der die Herzwirkung im Vordergrund steht, man kann sicherlich auch den Anteil der Melisse vergrößern, wenn die nervliche Anspannung Hauptgrund für den Bluthochdruck ist.

Brennnesseltee bei dicken Beinen

Rezeptur:
Brennnesselkraut

Zubereitung und Dosierung:
1 flachen TL Teemischung mit 1 Tasse kochendem Wasser (ca. 150 ml) übergießen und bedeckt 5–10 Minuten ziehen lassen, abseihen. Mehrmals täglich 1 Tasse trinken.

Brennnesselkraut wirkt entsäuernd, „blutreinigend“ und regt die Nieren an. Dies kommt auch geschwollenen Beinen zugute. Der Tee kann mit etwas Pfefferminze, Lemongras oder Zitronenverbene angereichert werden, dann ist er schmackhafter.

Magen-Darm-Trakt

Würziger Verdauungstee für den Alltag

Rezeptur:

Thymiankraut
Rosmarinblätter
Pfefferminzblätter
Anissamen, angestoßen
Zitronenverbene
zu gleichen Teilen in der Apotheke mischen lassen oder selber mischen.
(Wenn Sie die „Tee-Apotheke" eingerichtet haben, brauchen Sie nur noch Rosmarinblätter und Zitronenverbene dazu kaufen).

Zubereitung und Dosierung:

1 flachen TL Teemischung mit 1 Tasse kochendem Wasser (ca. 150 ml) übergießen und bedeckt 5–10 Minuten ziehen lassen, abseihen. Nach Bedarf trinken.

Das Rezept enthält Thymian, Anis und Minze als verdauungsfördernde Kräuter, Rosmarin zur Kreislaufanregung. Hinzu kommt die Zitronenverbene, die dem Tee ein ausgesprochen angenehmes Aroma verleiht. Der Tee wirkt besonders gut gegen die nach dem Essen auftretende Müdigkeit.

Aromatisch-bittere Teemischung für Magen, Darm und Galle

Rezeptur:
Pfefferminzblätter
Melissenblätter
Schafgarbenkraut
zu gleichen Teilen mischen

Zubereitung und Dosierung:
1 flachen TL Teemischung mit 1 Tasse kochendem Wasser (ca. 150 ml) übergießen und bedeckt 5–10 Minuten ziehen lassen, abseihen. Mehrmals täglich vor den Mahlzeiten 1 Tasse trinken.

Der Tee enthält die Pfefferminze, die die Gallenproduktion anregt und eine kühlende Qualität hat, Melissenblätter, die beruhigend auf einen nervösen Magen wirken und schließlich die Schafgarbe, die leicht bitter und aromatisch schmeckt und eine entzündungsmindernde Wirkung hat. Ein Tee für alle, die zu nervösen Verdauungsbeschwerden neigen und beim Heilpflanzentee eine frisch-herbe Note mögen.
Übrigens: Den alkoholischen Auszug von Kamille und Schafgarbe gibt es als Kamillan® (Wernigerode) in der Apotheke.

Eibischtee bei Sodbrennen

Rezeptur:
Eibischwurzeln

Zubereitung und Dosierung:
1 TL zerkleinerte Eibischwurzel mit 1 Tasse kaltem Wasser übergießen und zugedeckt ca. 90 Minuten stehen lassen (ab und zu umrühren), dann abgießen und trinken. Der Tee kann leicht erwärmt werden und sollte aus hygienischen Gründen innerhalb von 2 Stunden getrunken werden.

Eibisch ist eine Schleimdroge, die nicht nur bei Reizhusten eingesetzt werden kann, sondern auch bei einer wunden Schleimhaut in der Speiseröhre und bei Sodbrennen. Die Schleimhaut wird dadurch beruhigt, die Säureproduktion leicht gedrosselt.

Süßholzteemischung bei Gastritis und Sodbrennen

Rezeptur:
Kamillenblüten
Melissenblätter
Schafgarbenkraut
Süßholzwurzel
zu gleichen Teilen mischen

Zubereitung und Dosierung:
1 flachen TL Teemischung mit 1 Tasse kochendem Wasser (ca. 150 ml) übergießen und bedeckt 5–10 Minuten ziehen lassen, abseihen. Mehrmals täglich vor den Mahlzeiten eine Tasse trinken.

Kamille wirkt antientzündlich, Melisse beruhigt nervöse Nerven, Schafgarbe tonisiert über die Bitterstoffe, Süßholz beugt einem Magengeschwür vor.

Kamillentee-Rollkur bei Magenschmerzen und Gastritis

Rezeptur:
Kamillenblüten

Zubereitung und Dosierung:
Morgens nüchtern 2 TL Kamillenblüten mit einer großen Tasse Wasser (200 ml) übergießen, zugedeckt 5–10 Minuten ziehen lassen. Im Liegen zunächst ¼ der Tasse trinken und 5 Minuten auf die linke Seite legen, dann ¼ der Tasse trinken und 5 Minuten auf den Rücken legen, dann ¼ der Tasse trinken und 5 Minuten auf den Bauch legen, dann den Rest trinken und 5 Minuten auf die rechte Seite legen.

Die Rollkur ist eine traditionell bewährte Maßnahme der Pflanzenheilkunde. Durch die unterschiedliche Lagerung bei leerem Magen wird die Magenschleimhaut an allen Seiten mit dem Tee benetzt.

Tee mit Lavendel für den nervösen Magen

Rezeptur:

Pfefferminzblätter
Melissenblätter
Lavendelblüten
Kamillenblüten
zu gleichen Teilen in der Apotheke mischen lassen oder selber mischen.
(Wenn Sie die „Tee-Apotheke" eingerichtet haben, brauchen Sie nur noch Lavendelblüten dazu kaufen).

Zubereitung und Dosierung:

1 flachen TL Teemischung mit 1 Tasse kochendem Wasser (ca. 150 ml) übergießen und bedeckt 5–10 Minuten ziehen lassen, abseihen. Mehrmals täglich vor den Mahlzeiten 1 Tasse trinken.

Pfefferminze, Kamille und Melisse kommen in verschiedenen Mischungen in diesem Ratgeber vor. Neu hier sind die Lavendelblüten, die beruhigend wirken. Das ist eine Geschmacksfrage – manchen schmeckt Lavendel im Tee, anderen nicht. Dann Lavendel weglassen und nur Pfefferminze, Kamille und Schafgarbe verwenden oder z. B. mit Lemongras, Fenchel, Anis, Zitronenverbene geschmacklich „aufpeppen".

Magentee bei chronischer Gastritis

Rezeptur (nach R. F. Weiss):
30,0 g Kamillenblüten
30,0 g Kalmuswurzelstock
20,0 g Pfefferminzblätter
20,0 g Fenchelfrüchte, angestoßen
in der Apotheke mischen lassen oder selber mischen.
(Wenn Sie die „Tee-Apotheke" eingerichtet haben, brauchen Sie nur noch Kalmuswurzel dazu kaufen).

Zubereitung und Dosierung:
1 flachen TL Teemischung mit 1 Tasse kochendem Wasser (ca. 150 ml) übergießen und bedeckt 5–10 Minuten ziehen lassen, abseihen. Mehrmals täglich vor den Mahlzeiten 1 Tasse trinken.

Rudolf Fritz Weiss war der Nestor der modernen Pflanzenheilkunde. Sein Tee kombiniert eine aromatische Bitterstoffdroge, den Kalmuswurzelstock, mit der krampflösenden Pfefferminze, der entzündungswidrigen Kamille und den allgemein verdauungsfördernden, wohlschmeckenden Fenchelsamen.

Tee gegen Reiseübelkeit

Rezeptur:
Pfefferminzblätter

Zubereitung und Dosierung:
1 flachen TL Pfefferminzblätter mit 1 Tasse kochendem Wasser (ca. 150 ml) übergießen und bedeckt 5–10 Minuten ziehen lassen, abseihen. Schluckweise warm oder kalt, je nachdem, was angenehmer ist, trinken.

Pfefferminztee wirkt leicht kühlend und betäubend, zudem entkrampfend auf den Magen-Darm-Trakt – beides kommt einem Menschen, der unter Reiseübelkeit leidet, zugute.

Eine wichtige Heilpflanze zur Behandlung von Reiseübelkeit und Erbrechen ist auch der Ingwer. So wäre es eine Möglichkeit, dem Tee etwas Ingwer (frisch oder, wenn das auf Reisen schlecht geht, gefriergetrocknet) zuzugeben.

„Drei-Winde-Tee“

Rezeptur:
Kümmelsamen, angestoßen
Fenchelsamen, angestoßen
Anissamen, angestoßen
zu gleichen Teilen mischen

Zubereitung und Dosierung:
1 flachen TL Teemischung mit 1 Tasse kochendem Wasser (ca. 150 ml) übergießen und bedeckt 5–10 Minuten ziehen lassen, abseihen. Mehrmals täglich 1 Tasse trinken.

Der Tee wird bei Magen-Darmbeschwerden wie Völlegefühl, Blähungen und leichten Krämpfen eingesetzt. Der Kümmel wirkt vor allem blähungsfördernd, Fenchel und Anis krampflösend und geschmacksverbessernd. Der Tee kann auch von stillenden Müttern getrunken werden, deren Säuglinge Blähungen und Bauchweh haben.

Teemischung bei Völlegefühl und Magen-Darmkrämpfen

Rezeptur:
Anisfrüchte, angestoßen
Kümmelfrüchte, angestoßen
Fenchelfrüchte, angestoßen
Pfefferminzblätter
Kamillenblüten
zu gleichen Teilen mischen

Zubereitung und Dosierung:
1 flachen TL Teemischung mit 1 Tasse kochendem Wasser (ca. 150 ml) übergießen und bedeckt 5–10 Minuten ziehen lassen, abseihen. Mehrmals täglich oder nach Bedarf 1 Tasse trinken.

Die Teemischung verbindet die Zutaten des „Drei-Winde-Tees" gegen Blähungen mit der krampflösenden und entzündungsmindernden Wirkung von Pfefferminze und Kamille. Sie können auch einmal selbst ausprobieren, ob Ihnen der Tee besser schmeckt, wenn Sie entweder Pfefferminze oder Kamille zufügen.

Schwarzer Tee mit Zucker und Salz bei Durchfall

Rezeptur:

Schwarzer oder grüner Tee
Traubenzucker oder Honig
Salz

Zubereitung und Dosierung:

1 flachen (!) EL grünen oder schwarzen Tee mit ¼ Liter kochendem Wasser übergießen und für Erwachsene mindestens 10–15 Minuten ziehen lassen. Für Kinder den zweiten Aufguss verwenden (ersten Aufguss kurz ziehen lassen, hier ist dann das anregende Koffein gelöst). Mit etwas Honig oder Traubenzucker süßen, und Salz dazugeben. Man rechnet pro halben Liter Tee ½ TL Salz und 5 TL Traubenzucker. Für Kinder kann bei Bedarf etwas Orangensaft zugefügt werden.

Bei diesem Rezept handelt es sich um eine Erste-Hilfe-Maßnahme, die insbesondere für unterwegs geeignet ist. Der Tee enthält Gerbstoffe. Gerbstoffe reagieren mit den Eiweißen der Schleimhaut und bilden dadurch eine Schutzschicht, welche die Darmschleimhaut quasi „abdichtet". Allerdings werden die Gerbstoffe im Tee erst freigesetzt, wenn man den Tee lange ziehen lässt (10–15 Minuten). Dafür braucht der Tee nicht stark zu sein. Zucker und Salz sorgen für Elektrolyte, die durch den Durchfall ausgeschieden werden.

Achtung: Lassen Sie auf jeden Fall die Ursache des Durchfalls ärztlich abklären!

Heidelbeertee gegen Durchfall

Rezeptur:
Heidelbeerfrüchte, getrocknet (!)

Zubereitung und Dosierung:
1–2 EL der getrockneten Beeren (10–20 g) mit 150 ml Liter kaltem Wasser aufsetzen, zum Kochen bringen und 10 Minuten lang auf kleiner Flamme köcheln lassen, abseihen. Die Tagesdosis von Kleinkindern beträgt 10–15 g, von Kindern über 4 Jahren 15–20 g, von Jugendlichen und Erwachsenen 20–60 g.

Sie können auch etwas schwarzen Johannisbeersaft – auf jeden Fall ohne Zuckerzusatz – hinzufügen, da dieser Saft ebenfalls Gerbsäure enthält. Getrocknete Heidelbeeren können einfach nur gekaut werden. Man kann die getrockneten Heidelbeeren mahlen (ausrangierte Kaffeemühle, kleiner Mixer, Mörser) und in heißem Wasser verrühren.

Getrocknete Heidelbeeren enthalten sehr viele Gerbstoffe und wirken daher adstringierend (zusammenziehend), mild antiseptisch und stuhlfestigend. Sie binden Giftstoffe. Bei Durchfall werden gerbstoffhaltige Pflanzen eingesetzt, um den Flüssigkeitsverlust über die Darmschleimhaut durch eine adstringierende Wirkung aufzuhalten. Heidelbeertee ist auch von Sidroga unter dem Namen „Durchfalltee“ als Teebeutel erhältlich (für die Reise). Frische Heidelbeeren haben eine abführende Wirkung.

Achtung: Durchfall bei Kleinkindern und Säuglingen muss sofort ärztlich abgeklärt werden!

Tee gegen Verstopfung

Rezeptur:
Löwenzahnwurzel und -kraut
Pfefferminzblätter
Schafgarbenkraut
Kamillenblüten
zu gleichen Teilen mischen

Zubereitung und Dosierung:
1 flachen TL Teemischung mit 1 Tasse kochendem Wasser (ca. 150 ml) übergießen und bedeckt 5–10 Minuten ziehen lassen, abseihen. Mehrmals täglich 1 Tasse trinken.

Die vorliegende Teemischung wirkt allgemein verdauungsfördernd auf Magen, Darm, Leber und Galle und wirkt dadurch einer Darmträgheit entgegen. Bevor Sie zu regelrechten Abführtees greifen, versuchen Sie es doch einmal kurmäßig mit dieser Mischung, außerdem mit einer ballaststoffreichen Ernährung.

Kamillenkompresse bei Hämorrhoiden

Rezeptur:
Kamillenblüten

Zubereitung und Dosierung:
2 TL Kamillenblüten mit 1 Tasse kochendem Wasser (ca. 150 ml) übergießen und bedeckt 5–10 Minuten ziehen lassen, abseihen. Warm oder kalt als Kompresse verwenden: Dafür Watte in ein Papiertaschentuch (kein Recycling-Papier!) einschlagen oder eine Damenbinde verwenden, mit dem Tee benetzen und auflegen.

Kamillenblüten wirken entzündungshemmend und wundheilungsfördernd.

Leber und Galle

Teemischung für Leber und Galle

Rezeptur:
Löwenzahnwurzel und -kraut
Schafgarbenkraut
Pfefferminzblätter
Evtl. Fenchelfrüchte zur Geschmacksverbesserung
zu gleichen Teilen mischen

Zubereitung und Dosierung:
1 flachen TL Teemischung mit 1 Tasse kochendem Wasser (ca. 150 ml) übergießen und bedeckt 5–10 Minuten ziehen lassen, abseihen. Mehrmals täglich 1 Tasse trinken.

Löwenzahn und Schafgarbe sind aromatische Bitterstoffdrogen, die die Verdauung ganz allgemein anregen, jedoch besonders auf die Leber wirken. Die Pfefferminze wirkt anregend auf die Galle, zudem krampflösend. Diese Mischung ähnelt der Teemischung gegen Verstopfung, in der noch Kamille enthalten ist. In der Apotheke kann man die gleiche Kombination in etwas anderer Zusammensetzung als „Verdauungs- und Gallentee" (Sidroga) kaufen.

Gallentee mit Gelbwurz

Rezeptur:

30,0 g Löwenzahnwurzel und -kraut
20,0 g Pfefferminzblätter
15,0 g Schafgarbenkraut
20,0 g Gelbwurz (Kurkuma)
in der Apotheke mischen lassen.
(Wenn Sie die „Tee-Apotheke" eingerichtet haben, brauchen Sie nur noch Gelbwurz dazu kaufen).

Zubereitung und Dosierung:

1 flachen TL Teemischung mit 1 Tasse kochendem Wasser (ca. 150 ml) übergießen und bedeckt 5–10 Minuten ziehen lassen, abseihen. Mehrmals täglich 1 Tasse trinken.

Das Rezept stammt von der Kommission E, es handelt sich um den „Gallentee II nach Standardzulassung" und ergänzt das Teerezept für Leber und Galle mit Gelbwurz (getrocknete, zerkleinerte Wurzel), einer wichtigen Gallenpflanze.
Gelbwurz hat eine hohe Farbkraft. Wer also nicht einen gelben Tee trinken will (und das Risiko eingehen will, dass es zu einer Gelbfärbung der Zähne kommt), kann auch bei der Teemischung für Leber und Galle bleiben und einfach eine Prise Gelbwurzpulver dazugeben.
Für die kurmäßige Einnahme bietet sich die Kombination der Teemischung für Leber und Galle in Kombination mit Gelbwurzkapseln an, z. B. von der Klösterl-Apotheke München oder als pflanzliches Präparat (z. B. curcumin-logcs®).

Schafgarben-Leberauflage

Rezeptur:
Schafgarbenkraut

Weitere Zutaten:
2 Geschirrhandtücher
1 Frotteehandtuch
1 Schüssel
Wärmflasche
Gummihandschuhe

Zubereitung und Dosierung:
Schafgarbentee zubereiten. Dafür 2 gehäufte TL Schafgarbenkraut mit ½ Liter kochendem Wasser übergießen und zugedeckt 10 Minuten ziehen lassen, abseihen.

Durchführung:
Wärmflasche mit heißem (nicht kochenden) Wasser zu zwei Dritteln füllen. Das Frotteehandtuch etwas vorwärmen (z. B. mit der Wärmflasche oder auf der Heizung), eines der Geschirrhandtücher auf Din A4-Größe zusammenfalten, mit dem heißen Tee tränken, gut auswringen (wegen der Hitze Gummihandschuhe tragen!). Frotteehandtuch in Höhe des Oberkörpers auf das Bett oder Sofa legen, sich selbst darauflegen (Oberkörper frei oder zumindest Bekleidung hochgeschoben), das in Tee getränkte Tuch auf den rechten Oberbauch auflegen (bitte am Handgelenk kontrollieren, ob die Hitze angenehm ist), darüber das zweite Geschirrhandtuch legen und mit dem Frotteehandtuch den Oberkörper faltenfrei und eng umwickeln. Die Wärmflasche auflegen. Anwendungszeit ca. 30 Minuten bzw., bis Auflage abgekühlt ist.

Schafgarbentee ist ein Tee, der die gesamte Verdauung „anspricht" und viel zu selten eingesetzt wird – innerlich wie auch äußerlich. Eine traditionelle Verwendung ist die Leberauflage, bei der die Leber als wichtigstes Entgiftungsorgan des Körpers durch Wärmeeinfluss (feucht-warme Auflage,

Wärmflasche) in ihrer Durchblutung angeregt und dadurch gestärkt wird. Dieser Effekt kann durch die Wirkstoffe der Schafgarbe unterstützt werden. Die Leberauflage kann zur „Selbstfürsorge" eingesetzt werden, zum Beispiel während einer Siesta nach der Hauptmahlzeit, aber auch z.B., wenn die Leber unterstützt werden muss („Kater", Medikamenteneinnahme etc.).

Achtung: Keine Anwendung bei akuter Leber- und Gallenblasenentzündung!

Nieren und Blase

Schachtelhalmtee bei Blasenschwäche

Rezeptur:
Schachtelhalmkraut

Zubereitung und Dosierung:
3 flache EL Schachtelhalmkraut mit 3 großen Tassen kochendem Wasser aufkochen, 15 Minuten köcheln und 30 Minuten zugedeckt ziehen lassen, abseihen (im Kühlschrank aufbewahren). Mehrmals täglich eine Tasse Tee trinken.

Man kann den Tee auch als Kaltauszug aufsetzen. Dazu Schachtelhalmkraut mit kaltem Wasser übergießen und für 12 Stunden (zugedeckt) ziehen lassen (5 Esslöffel Droge auf 1 Liter Wasser). Am nächsten Tag 30 Minuten köcheln und abgießen.

Schachtelhalm enthält bis zu 10 % Kieselsäure und dient dazu, das Bindegewebe zu stärken. Dies ist bei Blasenbeschwerden immer dann sinnvoll, wenn sie aus einer Bindegewebsschwäche resultieren, z. B. auch nach Entbindungen.

Durchspülungstee für Nieren und Blase

Rezeptur:
40,0 g Goldrutenkraut
20,0 g Löwenzahnkraut
20,0 g Melissenblätter
20,0 g Brennnesselkraut
mischen

Zubereitung und Dosierung:
1 flachen TL Teemischung mit 1 Tasse kochendem Wasser (ca. 150 ml) übergießen und bedeckt 5–10 Minuten ziehen lassen, abseihen. Mehrmals täglich 1 Tasse trinken.

Diesen Tee können Sie auf die Schnelle aus Ihrer „Tee-Hausapotheke" zusammenstellen. Es handelt sich um eine „durchspülende" Mischung ohne ausgewiesene antibakterielle oder desinfizierende Wirkung. Einen noch stärker durchspülenden Effekt erzielt man, wenn man Löwenzahn, Melisse und Brennnessel in der Menge um 5,0 g reduziert und dafür Birkenblätter (15,0 g, Apotheke) zufügt. Eine ebenfalls gute Nierenpflanze ist Katzenbart oder Indischer Nierentee (Orthosiphon). Möchte man eine antibakterielle Mischung haben, sollten Bärentraubenblätter im Tee enthalten sein.
In der Apotheke gibt es auch weitere gute Teemischungen bei Infekten der ableitenden Harnwege als Teebeutel (Sidroga), z. B. „Blasentee plus mit Bärentraubenblättern".

Achtung: Keine Anwendung bei akuter Nierenentzündung!
Lassen Sie bei Schmerzen die Ursachen abklären! Hier können u.U. eine medikamentöse Therapie bzw. andere Teemischungen erforderlich sein, die jedoch individuell verordnet werden müssen.

Tee bei Reizblase

Rezeptur:
40,0 g Goldrutenkraut
20,0 g Melissenblätter
20,0 g Löwenzahnwurzel und -kraut
10,0 g Baldrianwurzel
10,0 g Johanniskraut
mischen

Zubereitung und Dosierung:
1 flachen TL Teemischung mit 1 Tasse kochendem Wasser (ca. 150 ml) übergießen und bedeckt 5–10 Minuten ziehen lassen, abseihen. Mehrmals täglich 1 Tasse trinken.

Das Besondere an diesem Tee ist die Mischung aus „Blasenpflanzen" und „Nervenpflanzen" wie Baldrian, Melisse und Johanniskraut.
Bitte beachten Sie: Johanniskraut weist in hoher Dosierung Wechselwirkungen mit verschiedenen Medikamenten auf. Nach neueren Erkenntnissen scheinen keine Auswirkungen auf die Wirksamkeit oraler Kontrazeptiva zu bestehen. Teemischungen dürften also nicht mit Wechselwirkungen zu oralen Kontrazeptiva einhergehen. Wer jedoch sicher gehen möchte, sollte auf Johanniskraut im Tee verzichten und auch bei Medikamenteneinnahme Rücksprache mit dem Arzt oder Apotheker halten.

Tee bei Reizblase von Kindern

Rezeptur:
30,0 g Goldrutenkraut
20,0 g Melissenblätter
20,0 g Löwenzahnwurzel und -kraut
10,0 g Kamillenblüten
10,0 g Johanniskraut
10,0 g Fenchelfrüchte
mischen

Zubereitung und Dosierung:
1 flachen TL Teemischung mit 1 Tasse kochendem Wasser (ca. 150 ml) übergießen und bedeckt 5–10 Minuten ziehen lassen, abseihen. Täglich 1 Tasse trinken.

Der Kindertee ähnelt dem Tee bei Reizblase. Für die Kinder wird Fenchel zugegeben, um den Geschmack etwas zu verbessern. Auch die Kamille ist eine für Kinder beruhigende Heilpflanze, die man z. B. auch in Schlafkissen geben kann. Was fehlt, ist im Vergleich zum Rezept des Tees bei Reizblase der Baldrian, der allein durch seinen Geruch den Tee für Kinder unattraktiv machen würde. Gerne kann, damit der Tee überhaupt getrunken wird, ein Schuss Apfelsaft zugegeben werden.

Tee bei Bettnässen von Kindern

Rezeptur:
Johanniskraut
Goldrutenkraut
Melissenblätter
zu gleichen Teilen mischen

Zubereitung und Dosierung:
1 flachen TL Teemischung mit 1 Tasse kochendem Wasser (ca. 150 ml) übergießen und bedeckt 5–10 Minuten ziehen lassen, abseihen. Täglich 1 Tasse trinken, aber nicht abends!

Ein milder Tee (keine Bitterstoffdrogen wie z.B. der Löwenzahn im Tee bei Reizblase), der ebenfalls Pflanzen für Nerven und Nieren kombiniert.

Kamillen-Sitzbad bei Blasenentzündung

Rezeptur:
Kamillenblüten

Zubereitung und Dosierung:
2 EL Kamillenblüten mit ½ Liter Wasser übergießen und zugedeckt 5–10 Minuten ziehen lassen, abseihen. Angenehm warmes Wasser in die Badewanne oder noch besser eine kleine Sitzbadewanne oder Wäschewanne (je nach Körpermaßen) füllen, Tee zugeben. Badedauer 10–15 Minuten. Wenn man friert oder sich unwohl fühlt, Bad abbrechen oder warmes Wasser nachgießen.

Kamille ist die Heilpflanze Nr. 1 bei allen Infektionen, die auch noch die Schleimhäute schädigen. Nicht umsonst gehören Kamillensitzbäder nach Entbindungen zum Standardrepertoire. Das Sitzbad kann mit dem Tee aus Blüten durchgeführt werden, immer gut im Haus ist auch der alkoholische Auszug (Kamillosan®), mit dem man ein Sitzbad ohne großen Aufwand durchführen kann. Anwendung nach Packungsbeilage.

Geschlechtsorgane

Tee bei Menstruationsbeschwerden

Rezeptur:
Schafgarbenkraut

Zubereitung und Dosierung:
1 flachen TL Teemischung mit 1 Tasse kochendem Wasser (ca. 150 ml) übergießen und bedeckt 5–10 Minuten ziehen lassen, abseihen. Nach Bedarf mehrmals täglich eine Tasse trinken.

Bei starken Beschwerden 5 Tage vor Menstruation beginnen und bis 5 Tage nach der Blutung fortfahren. Täglich 3 Tassen trinken.

Nach Geschmack kann der Schafgarbentee auch mit Kamillenblüten oder Pfefferminzblättern kombiniert werden bzw. mit Geschmacksdrogen. Allerdings schmeckt Schafgarbe mit einer aromatisch-bitteren Geschmacksnote gar nicht schlecht und sollte als Tee viel öfter getrunken werden.

Schafgarbe ist eine wunderbare Heilpflanze bei Menstruationsbeschwerden, da sie entkrampft und zudem noch leicht blutstillend wirkt. Der lateinische Name *Achillea* geht zurück auf Achill, der die Schafgarbe angeblich im Trojanischen Krieg als Wundheilungspflanze einsetzte.

Teemischung gegen Menstruationskrämpfe

Rezeptur:

Gänsefingerkraut
Schafgarbenkraut
Frauenmantelkraut
Kamillenblüten
zu gleichen Teilen in der Apotheke mischen lassen

Zubereitung und Dosierung:

1 flachen TL der Teemischung mit 1 Tasse kochendem Wasser (ca. 150 ml) übergießen und bedeckt 5–10 Minuten ziehen lassen, abseihen. Nach Bedarf mehrmals täglich eine Tasse trinken.
Bei starken Beschwerden 5 Tage vor Menstruation beginnen und bis 5 Tage nach der Blutung fortfahren. Täglich 3 Tassen trinken.

Das Gänsefingerkraut, in diesem Ratgeber nicht mit einem eigenen Porträt gewürdigt, wird traditionell auch als „Krampfkraut“ bezeichnet und vor allem bei krampfartigen Zuständen eingesetzt. Frauenmantel ist, wie der Name schon sagt, eine klassische „Frauenpflanze“, ansonsten eine leichte Gerbstoffdroge. Die Schafgarbe wird traditionell bei Menstruationsbeschwerden eingesetzt, da sie einerseits krampflösend wirkt, andererseits wundheilend. Die Kamillenblüten schließlich unterstützen diese Wirkung. Zur Geschmacksverbesserung können Fenchel und Melisse zugefügt werden.

Wechseljahrestee

Rezeptur:
Frauenmantelkraut
Hopfenzapfen
Melissenblätter
Rotkleeblüten
Salbeiblätter
Walnussblätter
zu gleichen Teilen in der Apotheke mischen lassen

Zubereitung und Dosierung:
1 flachen TL Teemischung mit 1 Tasse kochendem Wasser (ca. 150 ml) übergießen und bedeckt 5–10 Minuten ziehen lassen, abseihen. Mehrmals täglich 1 Tasse trinken.

Die Teemischung enthält als „Frauentee" den Frauenmantel, für die Nerven Hopfen und Melisse. Rotklee enthält so genannte Phytoöstrogene und harmonisiert damit die Hormonschwankungen, Salbei und Walnussblätter sind Gerbstoffdrogen, die einem übermäßigen Schwitzen vorbeugen.

Weidenröschentee bei Prostatabeschwerden

Rezeptur:

Weidenröschenkraut

Zubereitung und Dosierung:

1 flachen TL Weidenröschenkraut mit 1 Tasse kochendem Wasser (ca. 150 ml) übergießen und bedeckt 5–10 Minuten ziehen lassen, abseihen. Zweimal täglich 1 Tasse trinken: morgens nüchtern und abends eine halbe Stunde vor dem Abendessen.

Das Kleinblütige Weidenröschen *(Epilobium parviflorum)* wurde vor allem von Maria Treben in ihrem Ratgeber *Gesundheit aus der Apotheke Gottes* wieder in Erinnerung gebracht (Treben 1980: 54ff). Es enthält prostatawirksame Inhaltsstoffe, die ähnlich wie Kürbiskerne, Sägepalme und Brennnesselwurzel wirken (Bühring 2009: 338).

Nerven

„Aufwachen geht durch den Magen“-Tee

Rezeptur:
Pfefferminzblätter
Bohnenkraut
Melissenblätter
Rosmarinblätter
Majorankraut
zu gleichen Teilen in der Apotheke mischen lassen

Zubereitung und Dosierung:
1 flachen TL Teemischung mit 1 Tasse kochendem Wasser (ca. 150 ml) übergießen und bedeckt 5–10 Minuten ziehen lassen, abseihen. Am Vormittag 1 Tasse trinken, bei Bedarf mehr.

Der Tee ist sehr würzig und kombiniert bekannte Küchengewürze mit der Pfefferminze. Die Kräuter wirken allgemein anregend und stärkend – mal eine ganz andere Methode, wach und frisch zu werden als mit der Tasse Kaffee! Die Rezeptur entstand für eine Charité-Studie mit Demenzpatienten unter Beratung von Ursel Bühring von der Heilpflanzenschule Freiburg.

Wärmende Teemischung für Nerven und Kreislauf

Rezeptur:

Zimtrinde, zerkleinert
Rosmarinblätter
Ingwerwurzelstock, zerkleinert
zu gleichen Teilen in der Apotheke mischen und feste Bestandteile zerkleinern lassen

Zubereitung und Dosierung:

1 flachen TL Teemischung mit 1 Tasse kochendem Wasser (ca. 150 ml) übergießen und bedeckt 5–10 Minuten ziehen lassen, abseihen. Vormittags und nachmittags – nicht abends, weil zu anregend – 1 Tasse Tee trinken, gerne auch mit Honig gesüßt.

Wenn man nicht gleich eine ganze Tüte dieser Mischung in der Apotheke bestellen, sondern nur ab und zu eine Tasse auf die Schnelle zubereiten möchte, kann man auch zu den Gewürzen aus dem eigenen Gewürzregal greifen – frischen Ingwer, Rosmarin und gemahlenen Zimt haben viele Menschen zuhause vorrätig. Einen halben TL Rosmarinblätter, eine Prise Zimtpulver und 1 Scheibe frischen Ingwer (oder etwas Ingwerpulver) mit 1 Tasse kochendem Wasser (ca. 150 ml) übergießen und bedeckt 5–10 Minuten ziehen lassen, abseihen.

Rosmarin wirkt anregend auf den Blutdruck, Ingwer tonisierend (stärkend) und „erhitzend“, Zimtrinde ebenfalls „wärmend“. Insgesamt handelt es sich hierbei um eine wohlschmeckende, nervenstärkende Drogenmischung. Ergänzt werden kann sie bei Bedarf durch etwas Lavendelblüten – Lavendel wirkt beruhigend und entspannend.
Die Mischung geht zurück auf eine Teemischung des Münchner Heilpraktikers Josef Karl zurück, der jedoch als wichtigsten Bestandteil seines Tees Johanniskraut verwendet (40,0 g) und es mit Ingwerwurzel (30,0 g) und je 10,0 g Rosmarinblättern, Lavendelblüten und Zimtrinde mischt (Karl 1995: 261). Wenn Sie diesen Tee mischen wollen, dann beachten Sie bitte die Hinweise zum Johanniskraut auf S. 54.

Beruhigungstee mit Baldrian und Pomeranze

Rezeptur:
40,0 g Baldrianwurzel
20,0 g Hopfenzapfen
15,0 g Melissenblätter
15,0 g Pfefferminzblätter
10,0 g Pomeranzenschale
in der Apotheke mischen lassen

Zubereitung und Dosierung:
1 flachen TL Teemischung mit 1 Tasse kochendem Wasser (ca. 150 ml) übergießen und bedeckt 5–10 Minuten ziehen lassen, abseihen. Bei leichten Schlafstörungen abends 30 Minuten vor dem Schlafengehen 1 Tasse, ansonsten mehrmals täglich 1 Tasse trinken.

Der Tee eignet sich zur Anwendung bei nervösen Erregungszuständen und Einschlafstörungen. Die Baldrianwurzel wirkt beruhigend, der Hopfen schlaffördernd, die Melissenblätter werden immer bei nervösen Beschwerden eingesetzt. Pfefferminze dient in diesem Fall zur Geschmacksverbesserung, Pomeranzenschale hat einen leicht bitteren, orangigen Geschmack.
Es handelt sich um ein Rezept der Kommission E, das als „Standardzulassung Beruhigungstee I“ bezeichnet wird.

Schlaftee ohne Baldrian

Rezeptur:
Passionsblumenkraut
Hopfenzapfen
Melissenblätter
zu gleichen Teilen in der Apotheke mischen lassen

Zubereitung und Dosierung:
1 flachen TL Teemischung mit 1 Tasse kochendem Wasser (ca. 150 ml) übergießen und bedeckt 5–10 Minuten ziehen lassen, abseihen. Bei leichten Schlafstörungen abends 30 Minuten vor dem Schlafengehen 1 Tasse, ansonsten mehrmals täglich 1 Tasse trinken.

Im Vergleich zum Beruhigungstee wird bei dieser Mischung der Baldrian gegen Hopfen ausgetauscht, dadurch wird der Tee etwas bitterer und wirkt beruhigend statt reizabschirmend.

Schlafkissen

Rezeptur:
Hopfenzapfen
Lavendelblüten
Fenchelsamen, angestoßen
Kamillenblüten
Melissenblätter
zu gleichen Teilen mischen. Bitte Kräuter frisch in der Apotheke bestellen. Für äußerliche Anwendungen können auch Kräuter aus Kräuterläden verwendet werden. Achten Sie jedoch bei den Kamillenblüten auf Apothekenqualität.

Herstellung:
Für ein Schlafkissen zwei Händevoll getrocknete Kräuter in ein Leinensäckchen einnähen, dieses in das Kopfkissen stecken. Nach zwei Monaten auswechseln.

In diesem Schlafkissen sind die Hopfenzapfen enthalten, die bei Körperwärme einen schlaffördernden Stoff abgeben und traditionell in Schlafkissen für Kinder verwendet werden. Wenn Fenchel oder Kamille als Düfte bei Ihrem Kind nicht so gut ankommen, dann können Hopfen- und Lavendelanteil entsprechend erhöht werden.

Weitere Teemischungen

Tee für die Frühjahrskur

Rezeptur:
Löwenzahnwurzel und -kraut
Brennnesselkraut
Pfefferminzblätter
zu gleichen Teilen mischen

Zubereitung und Dosierung:
1 flachen TL Teemischung mit 1 Tasse kochendem Wasser (ca. 150 ml) übergießen und bedeckt 5–10 Minuten ziehen lassen, abseihen. Als Kur über 4–6 Wochen mehrmals täglich 1 Tasse trinken.

Löwenzahnwurzel und -kraut schmecken leicht bitter und sind hervorragende Teedrogen, um die ausscheidenden Organe Niere und Leber anzuregen. Auch die Brennnessel wirkt harntreibend, versorgt den Körper zudem mit vielen Mineralstoffen und verbessert die Blutbildung. Die Pfefferminze wurde hinzugefügt, um den etwas „spinatigen" Geschmack der Brennnessel zu verbessern. Auch mit Lemongras oder Eisenkraut darf experimentiert werden!

Tee zum Entgiften und Ausscheiden

Rezeptur:
Brennnesselkraut
Goldrutenkraut
Löwenzahnwurzel und -kraut
Schafgarbenkraut
Pfefferminzblätter
zu gleichen Teilen mischen

Zubereitung und Dosierung:
1 flachen TL Teemischung mit 1 Tasse kochendem Wasser (ca. 150 ml) übergießen und bedeckt 5–10 Minuten ziehen lassen, abseihen. Als Kur über 4–6 Wochen mehrmals täglich 1 Tasse trinken.

Diese Teemischung ähnelt dem „Frühjahrskur-Tee“, hinzu kommen die Goldrute zur Durchspülung und die Schafgarbe für Magen, Darm und Leber.

Tee zur Blutreinigung

Rezeptur:
Fenchelfrüchte, angestoßen
Kamillenblüten
Lindenblüten
Holunderblüten
Melissenblätter
Pfefferminzblätter
zu gleichen Teilen mischen

Zubereitung und Dosierung:
1 flachen TL Teemischung mit 1 Tasse kochendem Wasser (ca. 150 ml) übergießen und bedeckt 5–10 Minuten ziehen lassen, abseihen. Als Kur über 4–6 Wochen mehrmals täglich 1 Tasse trinken.

Der Tee wurde nach einer Mischung des Tiroler Arztes Dr. med. Leonhard Hochenegg (Höhne 1986: 49) modifiziert. Er setzt die Pflanzen zur „Blutreinigung" ein. Gemeint damit ist, dass diese Pflanzen den Gesamtorganismus stärken – v. a. Verdauung und Nerven – und die ausscheidenden Organe anregen. Im Unterschied zur Teemischung zum Entgiften und Ausscheiden wird hier weniger über die Nieren (dort: Goldrute), sondern mehr über die Haut ausgeleitet – ein wohlschmeckender Tee, der zudem noch gesund ist!

Schmerztee bei Gelenkbeschwerden

Rezeptur:
Brennnesselkraut
Mädesüßblüten
Holunderblüten
Löwenzahnwurzel und -kraut
zu gleichen Teilen mischen

Zubereitung und Dosierung:
1 flachen TL Teemischung mit 1 Tasse kochendem Wasser (ca. 150 ml) übergießen und bedeckt 5–10 Minuten ziehen lassen, abseihen. Mehrmals täglich 1 Tasse trinken.

Der Tee enthält mit Brennnessel und Löwenzahn ausscheidende Pflanzen. Mädesüß enthält salicylsäureähnliche Wirkstoffe und ist daher schmerzlindernd und leicht entzündungshemmend, Holunderblüten fördern die Ausscheidung. Dieser Tee sollte nicht länger als 3–4 Wochen getrunken werden.

Rheumatee

Rezeptur (nach E. Hohenberger):

Teufelskrallenwurzel
Brennnesselblätter
Löwenzahnwurzeln und -kraut
Mädesüßblüten
zu gleichen Teilen in der Apotheke mischen lassen oder selber mischen.
(Wenn Sie die „Tee-Apotheke“ eingerichtet haben, brauchen Sie nur noch Teufelskrallenwurzel dazu kaufen).

Zubereitung und Dosierung:

1 flachen TL Teemischung mit 1 Tasse kochendem Wasser (ca. 150 ml) übergießen und bedeckt 5–10 Minuten ziehen lassen, abseihen. Als Kur über 3–4 Wochen mehrmals täglich 1 Tasse trinken.

Der Tee ähnelt der Rezeptur vom Schmerztee bei Gelenkbeschwerden, ersetzt jedoch die Holunderblüten mit der Teufelskralle, einer Heilpflanze, die gerne bei Gelenkbeschwerden eingesetzt wird und leicht entzündungshemmend wirkt – daher den „Rheuma-Tee“ eher bei Arthritis oder aktiver Arthrose trinken.

Milchbildungstee

Rezeptur:
Fenchelsamen, angestoßen
Anissamen, angestoßen
Kümmelsamen, angestoßen
Brennnesselkraut
zu gleichen Teilen mischen

Zubereitung und Dosierung:
1 flachen TL Teemischung mit 1 Tasse kochendem Wasser (ca. 150 ml) übergießen und bedeckt 5–10 Minuten ziehen lassen, abseihen. Mehrmals täglich 1 Tasse trinken.

Erinnert Sie dieser Tee an den „Drei-Winde-Tee“, der gegen Blähungen hilft? Tatsächlich wird er auch für die Mutter zur Milchbildung verwendet, auch um ihr bei der Entspannung zu helfen – was wiederum der Milchbildung zugutekommt. Hinzu kommt das Brennnesselkraut, um die Mutter mit Mineralien zu versorgen und die Eisenaufnahme zu verbessern.

Der „Riegel-Tee“ nach Vanselow-Leisen

Rezeptur:
Johanniskraut
Schafgarbenkraut
Ringelblumenblüten
Kamillenblüten
Holunderblüten
Bohnenhülsen
Lindenblüten
Ackerschachtelhalm
Löwenzahnwurzel und -kraut
zu gleichen Teilen in der Apotheke mischen lassen

Zubereitung und Dosierung:
1 flachen TL Teemischung mit 1 Tasse kochendem Wasser (ca. 150 ml) übergießen und bedeckt 5–10 Minuten ziehen lassen, abseihen. Mehrmals täglich 1 Tasse trinken.

Der Tee zur Entschlackung, Entsäuerung und allgemeinen Gesundheitsförderung stammt von dem Rutengänger Matthias Leisen (1879–1940) und seiner Tochter Katharina Vanselow-Leisen (1914–1995). Beide hatten eine energetische Begabung und arbeiteten mit der Wünschelrute, um herauszufinden, welche chemischen Elemente sich in welchen Heilpflanzen befinden. Sie waren der Überzeugung, dass Krankheiten durch Ansammlungen (verdichtete Elemente) im Körper entstünden, die mit Bädern und Trinken von Heilkräutertees gelöst werden könnten. Neben den Einzelanwendungen stellten sie die Teemischung des „Riegels“ zusammen, in der über 40 chemische Elemente enthalten sind. Vanselow-Leisen schreibt: „Da eine Mischung dieser 9 Pflanzen alle von uns feststellbaren Schlacken neutralisiert, abriegelt, nennen wir sie ‚Riegel‘.“ (Vanselow-Leisen 2001: 33) Vanselow-Leisen ist eine Vorreiterin der modernen Entsäuerungstherapie.
In dem Originalrezept ist noch Schöllkraut als weiterer Bestandteil enthalten, das jedoch nicht ohne ärztliche Rücksprache eingesetzt werden sollte.

Tees zum Genießen

Für die Arzneitees gibt es viele Regeln und Empfehlungen. All das gilt für Genusstees nicht. Genusstees befinden sich an der Schnittfläche von Medizin, Alltag, Gesundheitsförderung und eben Genuss! Typische Genusstees sind Rooibostee, griechischer Bergtee, Yogitee oder Lemongrastee. Hier darf getrunken werden, was schmeckt. Und es darf experimentiert werden. Es gibt so viele Mischungen mit exotischen Namen im Handel, dass man durchaus den Versuch wagen sollte, einmal die eine oder andere Mischung zu probieren.

Zahlreiche Tees nehmen eine Zwischenstellung zwischen Arznei- und Genusstee ein: Ingwertee, Tees mit Pfefferminze, Zitronenmelisse, Hagebutten etc. Sie können, in Mischung mit anderen Teepflanzen, für den Alltag eingesetzt werden, gezielt jedoch auch im Krankheitsfall bei Beschwerden. In diesen Zusammenhang passen auch Tees mit Heilpflanzen, die im Alltag zur Förderung der Gesundheit getrunken werden, der Lindenblütentee für die Sauna zum Schwitzen, der wärmende Ingwertee, wenn man im Winter unterwegs ist, der kalte Grüntee mit Pfefferminze als erfrischendes Sommergetränk, der Tee für den Arbeitsplatz, mal mit wechselnden Mischungen aus Kräutern für Kopf, Nerven, Verdauung, der Thymian-Salbeitee mit Zitrone und Honig, wenn sich eine Erkältung mit Halsschmerzen anbahnt.

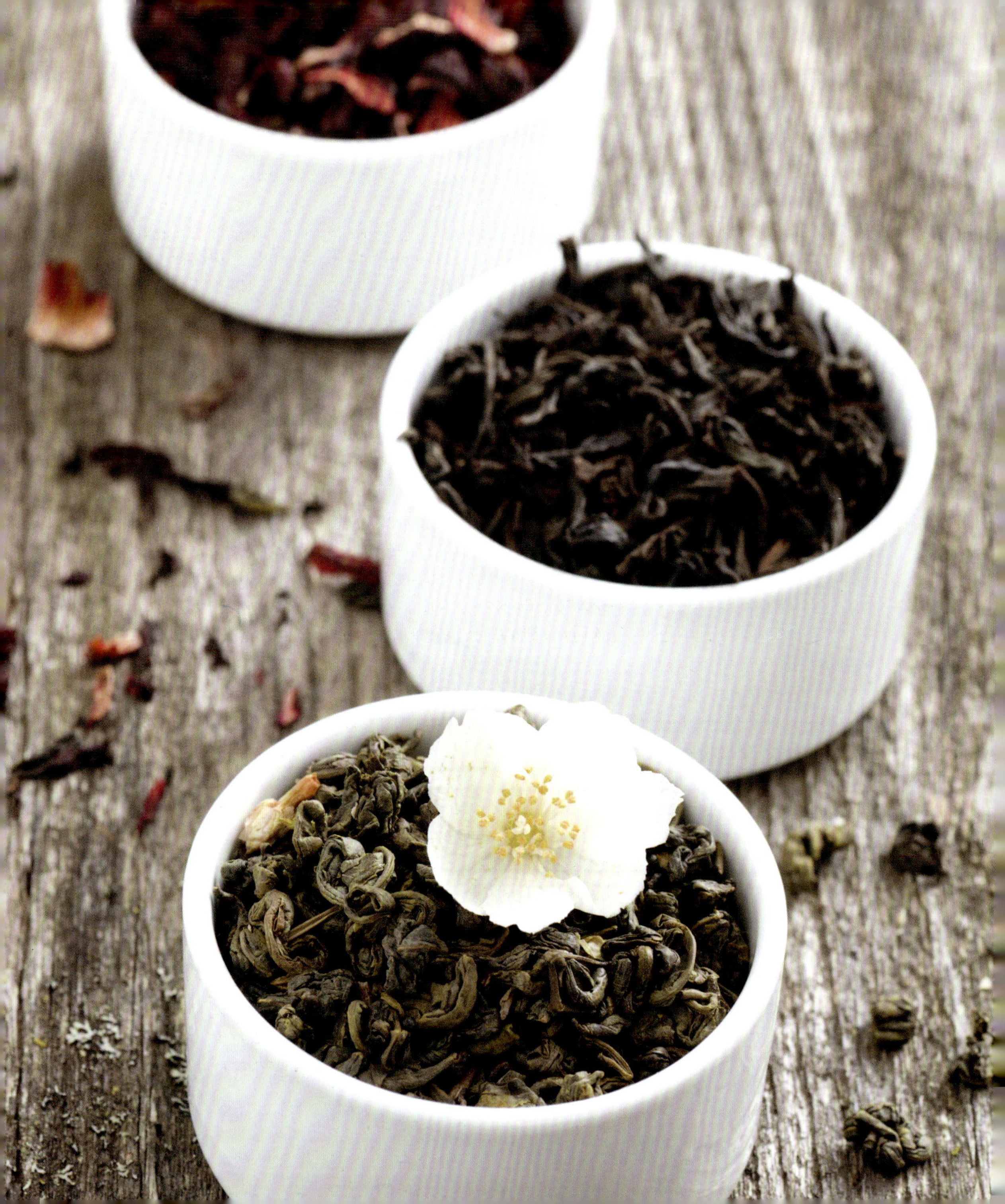

Schwarzer Tee

Der bekannteste unter allen Genusstees ist zweifellos der „schwarze Tee“, wobei es sich hierbei lediglich um einen Überbegriff handelt, unter dem zahlreiche Sorten zusammengefasst werden. Als ursprüngliche Pflanze gelten der chinesische Teestrauch *(Camellia sinensis)* und der assamische Teestrauch *(Camellia assamica)*, aus denen mittlerweile auch eine Kreuzung gezüchtet wurde.

Schwarzer Tee erhält seinen Namen in der Regel nach den Gebieten, in denen er angepflanzt wird:

- **Assam** kommt aus Nordindien. Er schmeckt kräftig, würzig und aromatisch, etwas malzig und wird als Grundlage für kräftige Teemischungen, z. B. Ostfriesenteemischung, verwendet.
- **Ceylon** stammt aus Sri Lanka, das früher Ceylon hieß, und ist ebenfalls aromatisch und kräftig.
- **Darjeeling** wird an den Südhängen des Himalaya geerntet, er hat ein blumigeres, zarteres Aroma. Der „First Flush“ wird im Februar und März geerntet, der „Second Flush“ in Mai und Juni.
- **Keemun** ist ein chinesischer Blatttee, der wenig Koffein und Gerbsäure enthält. Durch den geringen Gehalt an Gerbsäure ist er besonders magenfreundlich.

Das Besondere am schwarzen Tee – im Unterschied zum grünen Tee – ist seine Verarbeitung, die Fermentierung. Die Teeblätter werden nach der Ernte gerollt. Dadurch brechen die Zellen der Blattoberfläche auf, der austretende Pflanzensaft reagiert mit dem Sauerstoff der Luft, insbesondere die im Pflanzensaft enthaltenen Gerbstoffe. Durch Oxidation entstehen aromatische Verbindungen, welche den ganz besonderen Geschmack des schwarzen Tees ausmachen. Auch die Farbe der Blätter – wie auch des Tees als Getränk – verändert sich.

Schwarzer Tee enthält Koffein, wobei der Koffeingehalt der einzelnen Sorten variiert. Da das Koffein im Tee an Polyphenole (eine Gruppe der sekundären Pflanzenstoffe) gebunden ist, wird es langsamer freigesetzt, hat dabei aber eine länger anhaltende Wirkung als im Kaffee. Es kommt beim Teegenuss nicht zu der prompten, starken Wirkung wie beim Kaffee, sondern eher zu einer sanften, anhaltenden Anregung. Lässt man den schwarzen Tee länger als 3–4 Minuten ziehen, geht das Koffein im Tee wiederum chemische Bindungen ein, so dass die anregende Wirkung etwas nachlässt. Die im Tee enthaltenen Gerbstoffe werden erst mit der Zeit ausgezogen, so dass der Tee bei längerer Ziehzeit bitterer wird.

Kurz gezogener Tee wirkt anregend, lange gezogener Tee weniger anregend, von einer beruhigenden Wirkung jedoch kann nicht die Rede sein. Dies ist ein Mythos, der sich seit langem hält.

Teekonsum in Maßen ist durchaus gesund, da schwarzer Tee zahlreiche Mineralien und Substanzen enthält, die als Antioxidanzien gelten. Dabei handelt es sich vor allem um Polyphenole, zu denen wiederum Catechin-Gerbstoffe gehören. Der Gehalt an Catechin-Gerbstoffen ist beim grünen Tee deutlich höher als beim schwarzen Tee und wird daher auf den nächsten Seiten ausführlicher besprochen.

Die Catechine werden von Milch blockiert. Die Milcheiweiße verbinden sich mit den Catechinen, so dass der Gefäßschutz unterbleibt. Möchte man die Wirkung dieser Inhaltsstoffe, die sich günstig auf Herz und Gefäße auswirken, ausnutzen, so ist es ratsam, den Tee ohne Milch zu trinken. Allerdings wird Tee durch den Zusatz von Milch etwas besser verträglich, da Milch die Gerbstoffe bindet.

Die Zubereitung von schwarzem Tee

Eine gute Tasse Tee braucht gutes Wasser (möglichst gefiltert) und guten Tee. Im besten Fall wird die Kanne mit heißem Wasser vorgewärmt. Das Wasser wird kalt aus der Leitung (oder gefiltert oder aus Flaschen, stilles Wasser) verwendet, bitte kein heißes Wasser aus der Leitung nehmen.

Das Wasser wird sprudelnd kochend über die Teeblätter gegossen. Sowohl warmes Wasser aus der Leitung, als auch lange gekochtes Wasser haben offenbar einen niedrigeren Sauerstoffgehalt, was sich ungünstig auf das Aroma des Tees auswirkt. Eine Ausnahme bildet sehr hartes Wasser, das direkt aus der Leitung kommt. Der im Wasser gelöste Kalk wird durch das lange Kochen unlöslich und lagert sich im Kocher ab.

Die Ziehzeit des Tees beträgt 3–5 Minuten. Porzellan-Teekannen mit Metallhülle zur Isolierung gelten als optimal, Thermoskannen und Kannen auf Stövchen werden von Teeliebhabern weniger empfohlen.
Teekannen sollten nicht in der Spülmaschine und nicht mit Spülmittel gesäubert werden, Ausspülen mit heißem Wasser reicht, die Patina im Kanneninneren schadet nicht.

Grüner Tee

Grüner Tee stammt von der gleichen Teepflanze wie schwarzer Tee, ist jedoch unfermentiert. Das heißt, der wesentliche Unterschied zwischen grünem und schwarzem Tee ist die Verarbeitung.

Während der schwarze Tee den oben beschriebenen Fermentierungsprozess durchläuft, wird grüner Tee langsam getrocknet oder unmittelbar nach der Pflückung kurz mit Dampf behandelt. In China werden Blätter aus grünem Tee kurz geröstet.

Grüner Tee enthält mehr gesundheitsfördernde Wirkstoffe als schwarzer Tee. Das liegt unter anderem daran, dass genau diese Wirkstoffe sich durch die Fermentierung qualitativ oder quantitativ verändern. Hierbei handelt es sich vor allem um die Catechine, Bestandteile der Gerbstoffe des Tees, die bei der Fermentierung durch den Oxidierungsprozess in Gerbstoffrote umgewandelt werden, welche dem schwarzen Tee die charakteristische Farbe geben.

Catechine gehören chemisch zu den Polyphenolen, ebenso wie manche Farbstoffe, Geschmacksstoffe und andere Gerbstoffe. Diese Stoffe finden sich in den Randschichten der Blätter; sie stellen einen Schutz der Pflanze dar, der auch uns zugutekommt.

Polyphenole wirken als so genannte Antioxidanzien. Sie beugen einer Oxidation vor. Oxidation gilt als wichtiger Alterungsfaktor der Zelle und erfolgt vor allem durch so genannte „freie Radikale“. Damit sind bestimmte Moleküle gemeint, die außerordentlich reaktionsfreudig sind. Wenn sie – von außen – auf die Zelle treffen, lösen sie Kettenreaktionen in der Zelle aus, die zu einer Zellschädigung und Zellalterung führen.

Von besonderem Interesse im Hinblick auf den grünen Tee ist eine bestimmte Catechin-Verbindung: das Epigallo-Catechin-3-Gallat (EGCG). Daneben weist grüner Tee einen hohen Gehalt an Mineralien (v. a. Fluor, Mangan, Kalium) und Vitaminen (v. a. Vitamin C und Vitamine der B-Gruppe) auf. Grüner Tee gilt heute als eines der gesündesten Lebensmittel zur Vorbeugung und Unterstützung von Krebs und zahlreichen chronischen Erkrankungen.

Im grünen Tee wird das Koffein noch langsamer freigesetzt als beim schwarzen Tee – wobei deutliche Unterschiede zwischen den einzelnen Sorten bestehen. In jedem Fall gilt: Koffein wird in den ersten Minuten des Teeaufgusses gelöst, die Gerbstoffe schließen sich an. Das heißt also auch beim grünen Tee: kurze Ziehzeit für eine anregende Wirkung, längere Ziehzeit für die Ausnutzung der Gerbstoffe. In der asiatischen Teekultur wird der erste Aufguss häufig weggegossen und der Tee erneut überbrüht.

Bedenken Sie bitte auch, dass der hohe Gerbstoffanteil im grünen Tee einen stopfenden Effekt haben kann.

Auch der grüne Tee lässt sich in zahlreiche Sorten unterscheiden. Die wichtigsten Sorten:

- **Bancha** ist ein grobblättriger Tee, der nur wenig Koffein enthält.
- **Chun Mee** ist ein einfacher Tee aus China, Taiwan, Indien und Indonesien.
- **Gunpowder** ist ein grüner Tee aus China und Taiwan. Seine Blätter sind zu kleinen Kugeln gerollt, sie ähneln Schrotkugeln und haben aufgrund dieser Form ihren Namen. In Nordamerika ist es üblich, Gunpowder-Tee mit Pfefferminze zu servieren.
- **Gyokuro** ist eine hochwertige japanische Teesorte und -spezialität mit geringem Gerbstoff- und hohem Koffeingehalt. Der niedrige Gerbstoffgehalt resultiert daher, dass der Teestrauch im Anbau, wenn er frische Knospen treibt, bedeckt wird, so dass er weniger Sonnenlicht ausgesetzt wird. Hierdurch werden im Blatt dann weniger Gerbstoffe produziert. Gyokuro ist ein besonders edler Tee.
- **Lung Chin** ist ein feiner grüner Tee mit süßlichem Geschmack aus China.
- **Matcha** bezeichnet einen japanischen Pulvertee aus Teeblättern von Teesträuchern, die im Schatten gewachsen sind. Matcha wird in der traditionellen japanischen Teezeremonie mit einem kleinen Bambusbesen in der Teeschale verrührt.
- **Sencha** ist die Teesorte, die in Japan am häufigsten getrunken wird.
- **Jasmintee** ist grüner Tee aus China. Er wird nach dem Trocknen mit Jasminblüten vermischt, so dass die Teeblätter das Jasminaroma annehmen. Jasmintee wird in China, wo er eines der Nationalgetränke ist, seit mehr als 1000 Jahren getrunken.
- **Oolong-Tee** ist ein halb fermentierter Tee.

Die Zubereitung von grünem Tee

Generell hängen Dosierung und Ziehzeit wie auch die Frage, ob man einen Tee mehrfach aufgießt oder nicht, von der Sorte und Qualität des Tees ab, insbesondere von der Frage, ob es sich um einen japanischen oder chinesischen Tee handelt. In aller Regel wird grüner Tee nicht mit kochendem Wasser, sondern mit Wasser zwischen 60 und 90 Grad aufgegossen, die Ziehzeit ist wesentlich kürzer als bei schwarzem Tee, zwischen 60 Sekunden und wenigen Minuten. Vor allem der chinesische Tee kann mehrfach aufgegossen werden, wobei in der Folge der Abgüsse die Ziehzeit leicht zu verlängern ist. Der Kenner verwendet ein spezielles Teeservice, als Alternative sollte grüner Tee in einer Keramikkanne aufgegossen und anschließend in eine vorgewärmte Teekanne abgeseiht werden. Da eine falsche Zubereitung sich deutlich auf den Geschmack auswirkt, sollte man grünen Tee in einem Teeladen kaufen und sich über Wassertemperatur und Ziehzeit des einzelnen Tees erkundigen.

Mate

Mate ist das südamerikanische Nationalgetränk, das in allen Lebenslagen konsumiert wird, vornehmlich aus einem Trinkgefäß, dem „Quechua".

Die Mate-Blätter (Yerba Mate) stammen vom Mate-Strauch *(Ilex paraguariensis)*, einem Stechpalmengewächs, das in Südamerika beheimatet ist.

Mate hat eine sehr alte Geschichte und wurde schon von den Ureinwohnern getrunken, lange bevor Südamerika kolonialisiert wurde. Bereits 1628 schrieb der Historiker Vasquez de Espinosa über den Mate-Tee: „Mit dieser Arznei leben die Indianer lange und auf gesunde Weise."

Mate enthält Koffein, Theobromin (wie der Kakao), Gerbsäure, ätherische Öle und Vanillin.

Mate wird zur Gesundheitsförderung eingesetzt und soll zahlreiche günstige Wirkungen auf den Organismus haben, z. B. den Stoffwechsel und die Verdauung anregen. Mate-Trinker erreichen, so epidemiologische Beobachtungen, ein hohes Alter und können einen guten Gesundheitszustand aufweisen.

Mate wärmt, stärkt und kräftigt. Er ist eine gute Alternative zu schwarzem und grünem Tee und zu Kaffee, er gibt Kraft und erhöht die Leistungsfähigkeit.

Die Zubereitung von Mate

Mate wird traditionell in einem Gefäß zubereitet, das aus dem Ende eines getrockneten Flaschenkürbis hergestellt wurde. Aus diesem Kürbis wird das Getränk mit einem „Bombilla", einem Trinkhalm aus Metall, der am unteren Ende ein Sieb hat, so dass die losen Mateblätter im Tee verbleiben, getrunken. Zunächst wird ein Teekonzentrat zubereitet: Das Trinkgefäß wird etwa zur Hälfte mit den Mateblättern gefüllt. Nun wird das Gefäß so lange gedreht und geschüttelt, bis sich die groben Teile möglichst am Boden des Gefäßes befinden, die feineren Teile oben. Dies hat den Zweck, dass die feinen Pflanzenteile nicht mit aufgesaugt werden. Nun werden die Mateblätter mit heißem, aber nicht kochendem Wasser (70 bis 80 °C) aufgegossen, auch damit man sich durch den Trinkhalm nicht verbrennt.

Immer wieder wird neu aufgegossen, wofür die passionierten Mate-Trinker das heiße Wasser üblicherweise in einer Thermoskanne mit sich herumführen. Wenn die Mate-Blätter oben schwimmen und sich keine Bläschen mehr

beim Aufgießen bilden, sollte man die Mate auswechseln, sie ist nun „ausgewaschen“.
Wenn Ihnen diese Prozedur, für die optimalerweise Yerba Mate von südamerikanischen Anbietern verwendet werden sollte, zu aufwändig ist, können Sie den Tee auch konventionell als Abkochung auf dem Herd zubereiten. Man bringt Wasser zum Kochen, gibt die Yerba Mate hinein und lässt sie für einige Minuten kochen. Dann nimmt man den Topf vom Herd und lässt das Ganze noch einige Minuten ziehen, anschließend wird abgeseiht. Diese Zubereitung schmeckt allerdings etwas anders, häufig wird sie traditionell auch mit Zucker gekocht.
Manche neue europäische Rezepte empfehlen, gerade im Winter, den Tee mit Zimt, Nelken, Vanille zu würzen und frisch gepressten Orangensaft und Honig beizufügen.
In Argentinien wird Mate in den heißen Sommern auch kalt getrunken. Als Variante werden Pampelmusen als Gefäß verwendet. Dafür wird der Deckel abgeschnitten und die Frucht leicht ausgehöhlt. Dann wird verfahren wie mit dem Trinkgefäß. Diese Art der Zubereitung gilt als gute Prophylaxe gegen Erkältungen.

Rooibos

Der Rooibos ist durch seine rötliche Farbe gekennzeichnet. Hier handelt es sich jedoch nicht um die Rinde eines Strauches, sondern um die nadelartigen Blätter von *Aspalathus linearis*. Der Rotbusch wächst in Südafrika, hier vor allem im Südwesten.

Rooibos ist eine optimale koffeinfreie Alternative zu schwarzem Tee, kann mit Milch (und Zucker oder Honig) getrunken werden und hat zudem eine angenehm beruhigende Wirkung, so dass er sich auch gut als Abendtee eignet. Rooibos ist hierzulande seit Anfang der 1990er Jahre bekannt.

Das Interessante am Rooibos ist, dass sich die rote Farbe der Blätter erst im Laufe der Verarbeitung einstellt. Sie werden nach der Ernte kleingeschnitten bzw. aufgebrochen, anschließend mit Wasser befeuchtet, es kommt zu einer Fermentierung, bei der die Blätter ihre Farbe verändern und die charakteristische rotbraune Farbe und den typischen aromatischen Geschmack annehmen. Wie beim schwarzen Tee gibt es auch „grünen Rooibos", der ein feineres Aroma und stärkere gesundheitsfördernde Wirkungen aufweist, hierzulande aber relativ unbekannt ist.

Rooibos enthält viele Mineralstoffe. Der geringe Gehalt an Gerbstoffen führt dazu, dass er besonders magenverträglich ist, das Fehlen von Koffein bedeutet, dass man ihn sehr gut nachmittags und abends trinken kann. Rooibos ist ein sehr guter Tee für Kinder, da er angenehm schmeckt. Er lässt sich mit Saft mischen und ist eine optimale Grundlage für alle Eistees oder warmen Teegetränke, bei denen man eine Alternative zu Schwarztee sucht, ohne sich geschmacklich zu weit zu entfernen.

Rooibos enthält ebenfalls Polyphenole, er gilt als allgemein gesundheitsfördernder Tee, man sagt ihm entzündungsmindernde, krampflösende und allergiemindernde Eigenschaften nach. Er hat zudem einen günstigen Einfluss auf die Blutfette.

Die Zubereitung von Rooibos

Die Blätter mit kochendem Wasser übergießen, fünf Minuten ziehen lassen, mit Honig und etwas Milch abgeschmeckt trinken. Gut eignen sich Teebeutel, da der lose Tee sehr fein ist (Papierfilter verwenden, kein Teesieb!).

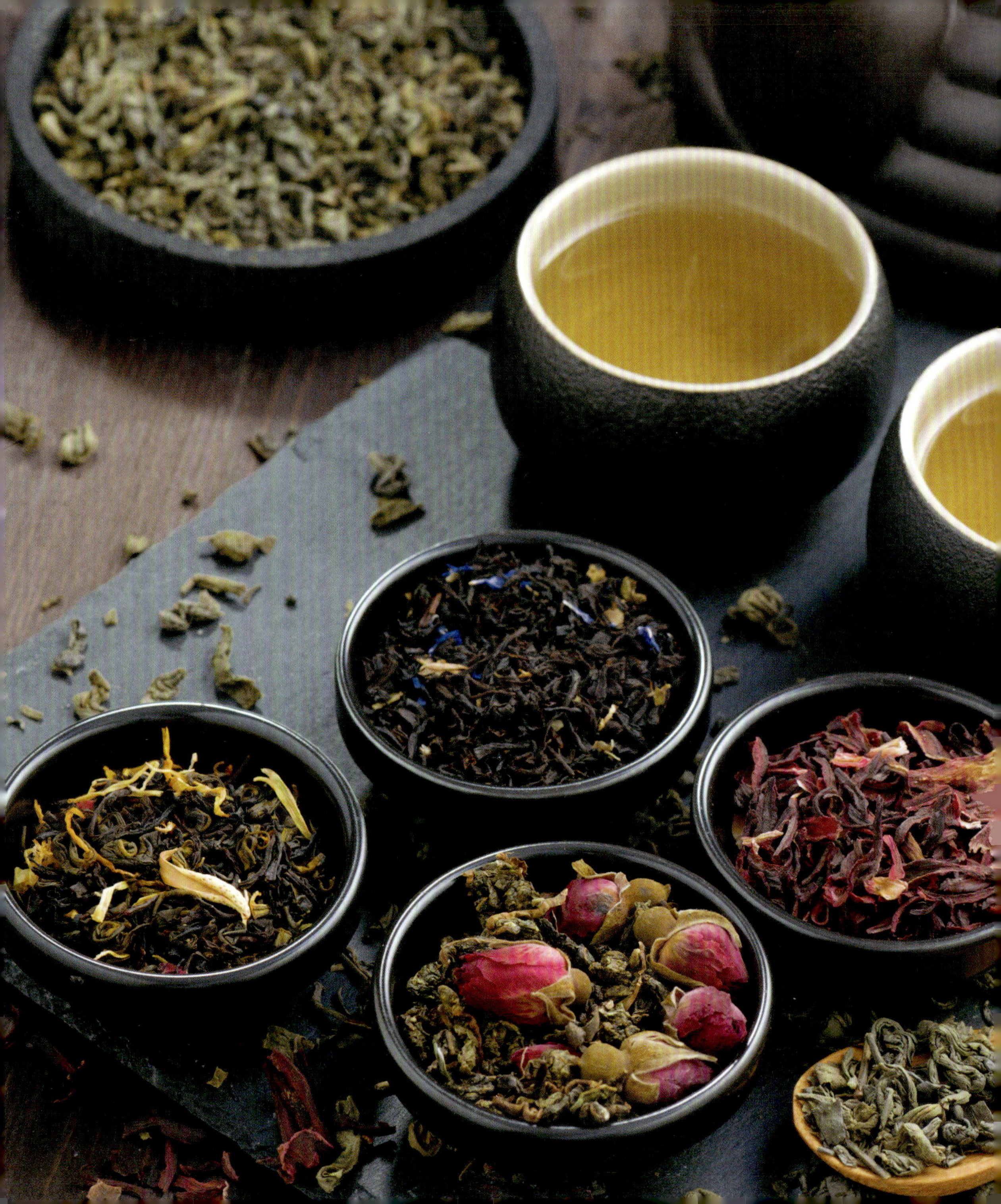

Rezepte zum Genießen

Viele der folgenden Rezepte können warm oder kalt getrunken werden. Wir raten davon ab, im Sommer Getränke eiskalt zu trinken – auch nicht den Eistee – weil durch den plötzlichen Kältereiz im Magen eine reaktive Wärmeproduktion im Körper mit möglichen Kreislaufreaktionen und Schweißausbrüchen erfolgt. Zudem schlagen eisgekühlte Getränke vielen Menschen auf die Verdauung. Nicht ohne Grund trinken Menschen, die in heißen Regionen leben, warme oder zumindest lauwarme Getränke.

Auch möchten wir Ihnen davon abraten, ständig gesüßte Tees zu trinken. Anders sieht dies aus, wenn Sie den Tee – wie bei einem indischen Gewürztee oder dem Datteltee – als Energiespender einsetzen.

Ein interessantes neueres Süßungsmittel ist Stevia. Stevia hat jedoch einen etwas eigenen Geschmack. Verwendet werden sollte der Stevia-Gesamtextrakt. Es gibt Stevia auch als ganze, getrocknete Blätter, die eine hohe Süßkraft haben und die man dem Tee beifügen kann. In den folgenden Rezepten wird Stevia vor allem beim Eistee verwendet.

Die Angaben in den folgenden Rezepten sind ungefähre Angaben. Dosierung und Ziehzeit wirken sich auf den Geschmack der Teerezepte aus, „richtig“ oder „falsch“ gibt es gerade bei Genusstees nicht.

… mit Schwarztee

Grundrezept Chai mit Gewürzen

Zutaten:
2 TL schwarzer Tee (z. B. Assam)
1 Zimtstange
2 Nelken
1 Muskatblüte
2 Kardamomkapseln
½ Liter Wasser
½ Liter Milch

Zubereitung und Dosierung:
Kaltes Wasser mit Tee und Gewürzen aufkochen. 10–15 Minuten auf kleiner Flamme köcheln lassen. Milch zugeben. Nochmals kurz aufkochen. Durch ein Sieb abgießen und servieren. Nach Bedarf mit 2 TL Honig süßen.

Grundrezept „Schneller Chai" mit Gewürzpulver

Zutaten:
2 Teebeutel schwarzer Tee (z. B. Assam)
1 TL Zimtpulver
je ¼ TL Nelken- und Kardamompulver
½ Liter Milch
½ Liter Wasser

Zubereitung und Dosierung:
Wasser mit schwarzem Tee und Gewürzen etwa 10 Minuten köcheln lassen. Milch und Rohrzucker zugeben, nochmals aufkochen, abseihen, servieren. Nach Bedarf mit 2 TL Honig süßen. Es gibt mittlerweile viele Gewürzmischungen, auch als Kaffeegewürze, die man gut für diesen Tee verwenden kann.

Vanilletee

Zutaten:
1 TL oder 1 Teebeutel Darjeeling
Vanilleschote, in kleine Stücke geschnitten

Zubereitung und Dosierung:
Tee mit 1 großen Tasse kochendem Wasser übergießen, zugedeckt ziehen lassen (Ziehzeit anregend: 1–3 Minuten, Ziehzeit etwas weniger anregend: 3–5 Minuten). In die Tasse 2–3 kleine Stücke Vanilleschote geben und mitziehen lassen. Langsam entwickelt sich ein Vanillearoma. Nach Bedarf süßen.

Zitronentee

Zutaten:
1 TL oder 1 Teebeutel Darjeeling
Pro Tasse eine dicke Scheibe Bio-Zitrone (gewaschen)

Zubereitung und Dosierung:
Tee mit 1 großen Tasse kochendem Wasser übergießen, zugedeckt ziehen lassen (Ziehzeit anregend: 1–3 Minuten, Ziehzeit etwas weniger anregend: 3–5 Minuten), in die Tasse 1 Scheibe Zitrone legen, etwas Zucker darauf streuen, dann erst den Tee daraufgießen. Die Zitronenscheibe steigt nach oben. Der Tee schmeckt auch gut mit Orangenscheiben (ebenfalls Bioqualität und gut gewaschen). Nach Bedarf süßen.

Teepunsch für den Winter

Zutaten:
3 gehäufte TL schwarzer Tee
2 Gewürznelken
1 Zimtstange
1 Sternanis
2 EL Rohrohrzucker
Zitronensaft nach Geschmack
Orangensaft nach Geschmack
½ Liter kochendes Wasser
1 Flasche Rotwein (alternativ Traubensaft, dann aber Zucker weglassen)

Zubereitung und Dosierung:
Tee mit kochendem Wasser aufbrühen, 5 Minuten ziehen lassen, abseihen. Zusammen mit Gewürzen, Rotwein und Rohrohrzucker erhitzen, ziehen lassen, mit Zitronen- und Orangensaft abschmecken.

Grundrezept Eistee

Zutaten:
4 TL schwarzer Tee
1 Liter Wasser
Saft von 2 Zitronen
Rohrohrzucker, Honig oder Stevia nach Geschmack

Zubereitung und Dosierung:
Den Tee mit ½ Liter kochendem Wasser übergießen und 5 Minuten ziehen lassen, dann umrühren und in einen Krug, in dem sich bereits ½ Liter kaltes Wasser befindet, abseihen. Abkühlen lassen. Nach Geschmack süßen und den Zitronensaft in den abgekühlten Tee geben.

Eistee mit Gewürzen

Zutaten:
4 TL oder Teebeutel schwarzen Tee
1 gestrichener TL Ingwerpulver oder frischer (geriebener) Ingwer
1 gestrichener TL gemahlene Zimtrinde
4 Gewürznelken
nach Geschmack einige Pfefferminzblätter, frisch oder getrocknet
2 Liter Wasser
Saft von 3 Zitronen
Rohrohrzucker, Honig oder Stevia nach Geschmack

Zubereitung und Dosierung:
Tee und Gewürze mit 1 Liter kochendem Wasser übergießen und 5 Minuten ziehen lassen. Umrühren und in einen Krug, in dem sich bereits 1 Liter kaltes Wasser befindet, abseihen. Nach Geschmack süßen und den Zitronensaft in den abgekühlten Tee geben.

... mit grünem Tee

Grüner Tee mit Minze

Zutaten:
2 TL oder 2 Teebeutel grüner Tee
1 Handvoll Minzeblätter oder 2 Teebeutel Pfefferminztee
1 Liter Wasser

Zubereitung und Dosierung:
Wasser kochen, leicht abkühlen lassen, grünen Tee übergießen, nach 2–3 Minuten abseihen bzw. Teebeutel rausnehmen. Minzeblätter zugeben, sie können im Tee verbleiben. Nach Geschmack mit Honig oder Stevia etwas süßen.

Grüner Tee mit Mate und Lemongras

Zutaten:
Grüner Tee
Mate-Tee
Lemongras
zu gleichen Teilen mischen

Zubereitung und Dosierung:
Wasser kochen, leicht abkühlen lassen, Tee überbrühen (4 TL der Mischung auf 1 Liter Wasser), nach 2–3 Minuten abseihen. Nach Geschmack mit Honig oder Stevia etwas süßen.

Grundrezept Grüner Eistee

Zutaten:
4 TL oder 4 Teebeutel grüner Tee
1 Liter Wasser
Saft von 2 Zitronen

Zubereitung und Dosierung:
Den Tee mit ½ Liter kochendem Wasser übergießen und 5 Minuten ziehen lassen, dann umrühren und in einen Krug, in dem sich bereits ½ Liter kaltes Wasser befindet, abseihen. Abkühlen lassen, nach Geschmack mit Honig oder Stevia etwas süßen und den Zitronensaft in den abgekühlten Tee geben.

Pfefferminz-Eistee

Zutaten:
2 TL oder 2 Teebeutel grüner Tee
2 TL Pfefferminzblätter, frisch oder getrocknet
1 Liter Wasser
Saft von 2 Zitronen

Zubereitung und Dosierung:
Grünen Tee – und Pfefferminztee (falls Sie getrocknete Ware nehmen) – mit ½ Liter heißem, aber nicht mehr kochendem Wasser übergießen, 2–3 Minuten ziehen lassen und in einen Krug, in dem sich bereits ½ Liter kaltes Wasser befindet, abseihen. Die frischen Minzblätter erst jetzt zugeben. Sie können im Tee verbleiben. Abkühlen lassen, nach Geschmack mit Honig oder Stevia etwas süßen, Zitronensaft in den abgekühlten Tee geben.

Johannisbeer-Eistee

Zutaten:
½ Liter grüner Tee
½ Liter schwarzer Johannisbeersaft

Zubereitung und Dosierung:
Tee zubereiten, nach 2–3 Minuten abseihen und in den kalten Johannisbeersaft gießen. Nach Geschmack mit Honig oder Stevia etwas süßen. Gegebenenfalls weiter mit Mineralwasser verdünnen.

… mit Gewürzen und Kräutern

Fruchtiger Haus- und Abendtee

Zutaten:
Melissenblätter
Lemongras
Himbeerblätter
getrocknete Apfelstücke
Hagebuttenschalen
Lindenblüten
Hibiskusblüten
zu gleichen Teilen mischen

Zubereitung und Dosierung:
1 TL der Kräutermischung mit 1 großen Tasse Wasser übergießen, 10 Minuten ziehen lassen, abseihen.

Brennnesseltee mit Pfiff

Zutaten:
Brennnesselblätter
Pfefferminzblätter
Krauseminze
Hagebuttenschalen
Süßholzwurzel
zu gleichen Teilen mischen

Zubereitung und Dosierung:
1 TL der Kräutermischung mit 1 großen Tasse Wasser übergießen, 10 Minuten ziehen lassen, abseihen.

Gelber Glückstee

Zutaten:

1 Handvoll Apfelstücke, getrocknet oder frisch
40 g Lemongras
50 g Zitronenverbene
10 g Ringelblumenblüten
1 Zitronenscheibe (Biozitrone, heiß abgewaschen) pro Tasse
Lemongras, Zitronenverbene und Ringelbumenblüten in der Apotheke oder einem guten Kräuterladen mischen lassen

Zubereitung und Dosierung:

1 TL der Kräutermischung mit 1 großen Tasse Wasser übergießen, etwas ziehen lassen, Zitronenscheibe und Apfelstücke zufügen. Nach Geschmack mit Honig oder Stevia etwas süßen.

Roter Energietee

Zutaten:

3 Teile Hibiskusblüten
1 Teil Malvenblüten
mischen

Zubereitung und Dosierung:

1 TL der Kräutermischung mit 1 großen Tasse Wasser übergießen, etwas ziehen lassen. Nach Geschmack mit Honig oder Stevia etwas süßen. Kann auch kalt getrunken werden.

... für Kinder

Grundrezept Früchte-Rooibostee

Zutaten:
½ Liter Früchtetee
½ Liter Rooibostee
½ Liter naturtrüber Apfelsaft
1 TL Honig

Zubereitung und Dosierung:
Früchtetee und Rooibostee zubereiten, etwas abkühlen lassen. Mit Honig süßen und mit Apfelsaft auffüllen.

Früchtetee mit Holunderbeerensaft

Zutaten:
½ Liter Holunderbeerensaft
½ Liter Früchtetee
Saft von 2 Zitronen
1 TL Honig

Zubereitung und Dosierung:
Holunderbeerensaft in eine Kanne geben, mit frisch aufgebrühtem Früchtetee aufgießen, mit Honig süßen und Zitronensaft dazu geben.

Kinderkräutertee zum Kennenlernen

Zutaten:
Hagebuttenfrüchte
Lindenblüten
Zitronenmelisse
Kamillenblüten
zu gleichen Teilen in der Apotheke mischen lassen

Zubereitung und Dosierung:
2 TL der Kräutermischung mit ¼ Liter Wasser übergießen, 10 Minuten ziehen lassen, abseihen. Nach Bedarf trinken. Der Tee bietet einen guten Einstieg für Kinder ins „Kräutertee-Trinken". Vorsicht bei Allergien auf Korbblütler, eventuell auf die Kamille verzichten!

Lemongrastee mit Holunderblütensirup

Zutaten:
2 TL Lemongras
½ Liter Wasser
2 TL Holunderblütensirup
Saft von 2 Zitronen
einige Blätter frische Zitronenmelisse

Zubereitung und Dosierung:
Lemongras mit kochendem Wasser übergießen, 5 Minuten ziehen lassen, abseihen, abkühlen lassen. Mit Holundersirup süßen, Zitronensaft zugeben. Mit Zitronenmelisse dekorieren.

Rooibostee mit Orangensaft

Zutaten:
½ Liter Rooibostee
Saft von 3 Orangen

Zubereitung und Dosierung:
Rooibostee zubereiten, Orangensaft zugeben und nach Bedarf mit Honig etwas süßen.

Warmer Kinderpunsch

Zutaten:
½ Liter roter Johannisbeersaft
½ Liter Rooibostee
Saft von 3 Orangen
2 EL Honig
1 TL Zimtpulver

Zubereitung und Dosierung:
Rooibostee zubereiten, mit Johannisbeer- und Orangensaft erwärmen, Zimtpulver zugeben, mit Honig süßen.

Quellen und weiterführende Literatur

Adrian, Hans G. et al.: Das Teebuch. Wiesbaden: VMA 1983.

Bäumler, Siegfried: Heilpflanzen Praxis heute (Bd. 2). 2. Auflage. München: Elsevier 2013.

Bischof, Tanja u. Harry: Köstlich kochen mit Tee. 2. Auflage. Lünen: systemed 2013.

Bühring, Ursel: Praxis-Lehrbuch der modernen Heilpflanzenkunde. Stuttgart: Sonntag 2009.

Fronty, Laura: Aromatic Teas and Herbal Infusion. New York: Clarkson Potter 1997.

Fintelmann, Volker: Praktische Tee-Therapie. Stuttgart: Wissenschaftliche Verlagsgesellschaft 2005.

Garvelmann, Friedemann: Pflanzenheilkunde in der Humoralpathologie. München: Richard Pflaum 2000.

Guthjahr, Markusine: Kräuterschätze. Hannover: Landbuch 2006.

Haller-Zingerling, Cornelia: Die Welt des Tees. Neustadt: Umschau 2006.

Höhne, Anita: Heiltees, die Wunder wirken. Die Geheimrezepte des Tiroler Arztes Dr. med. Leonhard Hochenegg. Genf: Ariston 1986.

Hohenberger, Eleonore: Sammeln und Anwenden von Heilpflanzen, praktische Rezepte und persönliche Erfahrungen. Essen: Natur und Medizin 2006.

Huber, Roman; Michalsen, Andreas (Hrsg.): Checkliste Komplementärmedizin. Stuttgart: Haug 2014.

Karl, Josef: Neue Therapiekonzepte für die Praxis der Naturheilkunde: Ein Wegweier durch Erkrankung und Heilung aus ganzheitlicher Sicht. München: Pflaum 1995.

Kerckhoff, Annette; Schimpf, Dorothee: Die Heilkraft der Gewürze. 2., überarbeitete Auflage. Essen: KVC 2014.
Kooperation Phytopharmaka: Kinderdosierungen von Phytopharmaka. http://www.koop-phyto.org/artikelpdf/0048_b93n.pdf
Künzle, Johann: Das große Kräuterheilbuch. Olten: Otto Walter AG 1945.
Lauber, Hans: Macht und Magie heimischer Heilpflanzen. Mainz: Kirchheim 2010.
Madaus, Gerhard: Lehrbuch der biologischen Heilmittel. Hildesheim, New York: Georg Olms 1979 [1938].
Nicolin, Marianne: Tee für Genießer. Bremen: Paul Schrader o. J.
o. A.: Teebuch. Tee Geschwendner. Ausgabe 45 o. J.
Pahlow, Mannfried: Heilkräuter-Tees. Stuttgart: Hirzel 2010.
Pfendtner, Ingrid: Grüner Tee: gesund bleiben und genießen. Berlin: Urania 1998.
Schilcher, Heinz; Kammerer, Susanne; Wegener, Tankred: Leitfaden Phytotherapie. 4. Auflage. München: Elsevier 2010.
Schulz, Volker; Hänsel, Rudolf: Rationale Phytotherapie. 3., überarbeitete Auflage. Berlin, Heidelberg: Springer 1996.
Selius, Christine: Das kleine Tee-Abc. München: südwest 2004.
Sonn, Annegret; Bühring, Ursel: Heilpflanzen in der Pflege. Bern: Hans Huber 2004.
Treben, Maria: Gesundheit aus der Apotheke Gottes. Steyr: Ennsthaler 1980.
Vanselow, Katharina; Feist, L.: Die Leisenkur. Zur Therapie schlackenbedingter Krankheiten. Bietigheim: Turm 1971.
Weiss, Rudolf Fritz: Lehrbuch der Phytotherapie. 7., überarbeitete und erweiterte Auflage. Stuttgart: Hippokrates 1991.
Weiss, Rudolf Fritz; Fintelmann, Volker: Lehrbuch der Phytotherapie. 9., korrigierte Auflage. Stuttgart: Hippokrates 1999.
Wellmann, Jutta: Grüner Tee. München: Mosaik 1998.
Wichtl, Max (Hrsg.): Teedrogen und Phytopharmaka. Stuttgart: Wissenschaftliche Verlagsgesellschaft 2009.
Wiesenauer, Markus: PhytoPraxis. 5. Auflage. Berlin, Heidelberg: Springer 2013.
Wollmann, Gisela: Was koche ich morgen? Schwülper: Cargo Verlag 2006.

Sehr guten (und fair gehandelten) Darjeeling und grünen Tee kann man von www.teekampagne.de beziehen.

Die Autorin, der Autor

Dr. Annette Kerckhoff, BSc Komplementärmedizin und European Master of Health Promotion, Lehrbeauftragte für naturheilkundliche Selbsthilfestrategien, Phytotherapie und Medizingeschichte, ist seit fast zwei Jahrzehnten auf die laienverständliche Vermittlung von Gesundheitswissen und Selbsthilfemaßnahmen spezialisiert. Sie hat zahlreiche Ratgeber und Patienteninformationen geschrieben und arbeitet für die Carstens-Stiftung : Natur und Medizin. Annette Kerckhoff hat diverse nebenberufliche Lehraufträge an der Hochschule für Gesundheit & Sport, Technik & Kunst (Berlin und Ismaning) und der Hochschule Coburg.

Dr. Michael Elies ist seit 1986 in eigener Praxis als Facharzt für Allgemeinmedizin, Naturheilverfahren, Akupunktur und Homöopathie niedergelassen. Praxisschwerpunkt ist die komplementäre Schmerztherapie. Er ist seit 1989 Lehrbeauftragter für Geschichte und Entwicklung der Homöopathie an der Heinrich-Heine-Universität Düsseldorf und seit 1991 Mitglied der Arzneimittelkommission D beim BfArM (früher BGA) Bonn. Dr. Elies ist langjähriger Dozent der Deutschen Ärztegesellschaft für Akupunktur (DÄGfA), von der er 1989 den Dr. Bachmann-Preis erhielt. Er ist Autor zahlreicher Fachbücher und Ratgeber und seit vielen Jahren beratender Arzt von Carstens-Stiftung : Natur und Medizin.

Carstens-Stiftung : Natur und Medizin

Erforschen. Erklären. Erleben

Ob Pflanzenheilkunde, Akupunktur, Homöopathie oder Blutegeltherapie – die Komplementärmedizin ist sehr vielseitig.

Wichtig dabei ist, genau zu wissen, welches Therapieverfahren bei welchen Krankheiten helfen kann. Antworten auf Ihre Fragen zur Naturheilkunde und Homöopathie gibt die Carstens-Stiftung : Natur und Medizin. Die Stiftung mit Sitz in Essen setzt sich bereits seit über dreißig Jahren dafür ein, dass Naturheilkunde und Homöopathie in der Medizin stärker verankert werden.

Die Carstens-Stiftung : Natur und Medizin ist auf die Unterstützung ihrer Fördermitglieder angewiesen – um Forschung zu fördern und Patienten unabhängig und fundiert beraten zu können.

Ihren Auftrag, Forschungsarbeiten zu veröffentlichen und ihre Ergebnisse verständlich aufzubereiten, nimmt die Stiftung sehr ernst. Denn nur so kann die Bevölkerung fundiert über die Möglichkeiten der Komplementärmedizin informiert werden. Dazu wurde 1998 der KVC Verlag gegründet und auf diesem Weg ein individuelles Profil für die Veröffentlichungen geschaffen.

Eine Mitgliedschaft bei Natur und Medizin e.V. lohnt sich in jedem Fall: Die sechsmal im Jahr erscheinende Mitgliederzeitschrift informiert zu spannenden Themen aus der Komplementärmedizin, gibt Selbsthilfe-Tipps und stellt aktuelle Forschungsergebnisse vor. Als besondere Leistung bietet das Team der Carstens-Stiftung : Natur und Medizin ihren Mitgliedern ein exklusives Ratgeberangebot, einen Recherche-Service zu individuellen Indikationen und Therapiemöglichkeiten an. Außerdem finanziert die Stiftung regelmäßig Veranstaltungen und Vorträge. Eine Mitgliedschaft gibt es schon ab 36 Euro im Jahr.

Weitere Informationen und Aufnahmeunterlagen erhalten Sie unter:
Carstens-Stiftung : Natur und Medizin, Am Deimelsberg 36, 45276 Essen,
Tel: 0201/56305 70, www.naturundmedizin.de